Sanyam Jain
Sadhasivam Gokkulakrishnan
Jitendra Kumar Diwakar

Complicações da cirurgia ortognática

Sanyam Jain
Sadhasivam Gokkulakrishnan
Jitendra Kumar Diwakar

Complicações da cirurgia ortognática

"Navegando nas complexidades dos procedimentos de mandíbula corretiva"

ScienciaScripts

Imprint

Any brand names and product names mentioned in this book are subject to trademark, brand or patent protection and are trademarks or registered trademarks of their respective holders. The use of brand names, product names, common names, trade names, product descriptions etc. even without a particular marking in this work is in no way to be construed to mean that such names may be regarded as unrestricted in respect of trademark and brand protection legislation and could thus be used by anyone.

Cover image: www.ingimage.com

This book is a translation from the original published under ISBN 978-3-659-93640-1.

Publisher:
Sciencia Scripts
is a trademark of
Dodo Books Indian Ocean Ltd. and OmniScriptum S.R.L publishing group

120 High Road, East Finchley, London, N2 9ED, United Kingdom
Str. Armeneasca 28/1, office 1, Chisinau MD-2012, Republic of Moldova, Europe
Managing Directors: Ieva Konstantinova, Victoria Ursu
info@omniscriptum.com

Printed at: see last page
ISBN: 978-620-3-55236-2

COMPLICAÇÕES DA CIRURGIA ORTOGNÁTICA

por

Dr. Sanyam Jain

RECONHECIMENTO

' Toda a gente já deve ter ouvido dizer que a confiança vem naturalmente com o sucesso, mas o sucesso vem para aqueles que são confiantes, esse é o segredo por detrás de tudo.

Alcançar o equilíbrio entre os conhecimentos teóricos e práticos é uma das preocupações importantes. Tenho o privilégio de expressar a minha sincera gratidão a todos aqueles que me prestaram a sua inestimável ajuda e apoio, sem os quais este trabalho não seria possível. Para além dos meus esforços, o sucesso desta dissertação depende em grande parte do encorajamento e das orientações de muitos outros. Aproveito esta oportunidade para expressar a minha gratidão às pessoas que foram fundamentais para a conclusão bem sucedida desta dissertação. É uma grande honra expressar o meu mais profundo respeito e gratidão ao meu orientador, **Dr. S. Gokkulakrishnan**, Professor e Diretor do Departamento de Cirurgia Oral e Maxilofacial, Instituto de Ciências Dentárias, Bareilly. A sua personificação da excelência, combinada com os seus ideais inabaláveis e fortes convicções, tem sido uma verdadeira fonte de inspiração para mim e continuará a influenciar o meu percurso futuro. Foi um privilégio ter tido a oportunidade de ser seu aluno. Estou-lhe imensamente grato por me ter incutido a capacidade de pensar de forma crítica e de raciocinar analiticamente enquanto aprendia, e por me ter incutido a mentalidade científica que é tão vital para a investigação.

O seu vasto conhecimento, a busca incessante da excelência académica e o seu comportamento acessível têm sido pilares constantes de apoio. A sua orientação perspicaz e o seu feedback construtivo têm desempenhado um papel essencial na formação e aperfeiçoamento da minha investigação, garantindo a sua qualidade. Considero-me afortunado por ter sido orientado por ele e aprecio profundamente a sua dedicação ao meu crescimento académico.

Gostaria também de estender os meus sinceros agradecimentos ao meu co-orientador, **Dr. Jitendra Kumar Diwakar**, Professor Sénior, Departamento de Cirurgia Oral e Maxilofacial, Instituto de Ciências Dentárias, Bareilly, pelas suas reflexões ponderadas e assistência inestimável ao longo deste processo. A sua experiência e perspetiva enriqueceram muito a minha investigação e a sua disponibilidade para fornecer orientação em todas as fases deste projeto foi fundamental para a sua conclusão. Os seus conselhos e encorajamento foram uma fonte de motivação e ajudaram-me a ultrapassar muitos desafios ao longo do caminho.

Em conjunto, a vossa orientação combinada proporcionou o equilíbrio perfeito de apoio e orientação, permitindo-me concluir esta dissertação com confiança. Estou profundamente grato pelo vosso tempo, esforço e empenho no meu percurso académico.

Obrigado a ambos por acreditarem em mim e por me incentivarem a atingir todo o meu potencial. Estou especialmente grato ao **Dr. Niranajana Prasad Indra B,** (Professor), **Dr. Himanshu Pratap**, (Professor), **Dr. Archana Chaurasia**, (Professor), Departamento de Cirurgia Oral e Maxilofacial, Instituto de Ciências Dentárias, Bareilly, pois mostraram pelo exemplo o valor e os benefícios de uma abordagem sistémica a qualquer trabalho, o que me ajudou muito a alcançar uma maior excelência académica.

Estou igualmente grato ao **Dr. Bhart Vashishat**, Professor Sénior, Departamento de Cirurgia Oral e Maxilofacial, Instituto de Ciências Dentárias, Bareilly, pelo seu imenso apoio contínuo. Gostaria de lhes exprimir a minha gratidão pelo seu apoio e orientação constantes, como amigo e como professor, que contribuíram para os meus estudos de pós-graduação.

Gostaria de agradecer aos meus superiores, **Dr. Oruba Anjum, Dr. Saloni Bansal, Dr. Anand Mohan Singh, Dr. Chayan Bhatt** e **Dr. Sourav Mukherjee,**
Dr. Arpit Singhal, Dr. Sabnam Ahmed, Dr. Deeksha Sharma, Dr. Jayant Verma, Dr. Shyam Sundrani, Dr. Deep Chakraborty e **Dr. Shruti Tyagi** pela sua valiosa orientação, ajuda atempada, encorajamento e apoio ao longo do meu estudo.

Gostaria de agradecer à minha melhor amiga, a **Dra. Navya Vashisth**, e aos meus colegas de turma, **a Dra. Namrata Singh**, o **Dr. Jiyanshu Raj**, o **Dr. Kamil Khan**, a **Dra. Suman Lata** e **o Dr. Khushnud Alam**, pelo apoio constante, pela ajuda alargada e por tornarem extraordinários os meus momentos normais de trabalho.

Gostaria de expressar a minha intensa gratidão para com os meus pais, **Sr. Subhash Jain** e **Sra. Arpana Jain**, que fizeram inúmeros sacrifícios pela minha educação, desenvolvimento da minha personalidade e enquadramento como ser humano, que nunca poderão ser reembolsados. Gostaria de exprimir o meu agradecimento especial à minha família mais adorável, ao meu irmão **Vibhor Jain** e aos meus amigos pelo seu apoio constante e por acreditarem em mim para que eu pudesse realizar esta tarefa.

Por último, mas não menos importante, gostaria de agradecer a todos os candidatos que participaram neste estudo e partilharam as suas experiências e sentimentos, mesmo quando estavam a passar por tantas coisas nas suas vidas.

Acima de tudo, curvo-me e agradeço especialmente a **DEUS**, o Todo-Poderoso, que concedeu inúmeras bênçãos, conhecimentos e oportunidades para que eu pudesse finalmente realizar a dissertação.

Dr. Sanyam Jain

Índice

Introdução

A cirurgia ortognática, um ramo especializado da cirurgia maxilofacial, é efectuada para corrigir discrepâncias esqueléticas dos maxilares e dos ossos faciais que não podem ser resolvidas apenas com tratamento ortodôntico. O procedimento é essencial para pacientes com assimetria facial significativa, má oclusão grave, apneia obstrutiva do sono, distúrbios da articulação temporomandibular e outras deficiências funcionais ou problemas estéticos resultantes do desalinhamento dos maxilares. Ao reposicionar a maxila, a mandíbula ou ambas, a cirurgia ortognática tem como objetivo restaurar a harmonia funcional do maxilar, melhorar a aparência facial e melhorar a qualidade de vida em geral.

Apesar dos seus benefícios, a cirurgia ortognática é intrinsecamente complexa e envolve várias fases de planeamento cuidadoso, execução e gestão pós-operatória. É efectuada sob anestesia geral, com uma combinação de técnicas cirúrgicas precisas, como as osteotomias, que envolvem o corte e o reposicionamento dos ossos do maxilar. Embora seja amplamente considerado como um procedimento seguro com uma elevada taxa de sucesso, não está isento de potenciais complicações. Estas complicações, que variam de ligeiras e temporárias a graves e permanentes, podem afetar significativamente os resultados, a satisfação e a saúde geral do doente. Por conseguinte, compreender o âmbito, a natureza e os factores de risco associados a estas complicações é vital tanto para os profissionais de saúde como para os pacientes submetidos ao procedimento.

Antecedentes e justificação:

A cirurgia ortognática evoluiu consideravelmente nas últimas décadas devido aos avanços nas técnicas cirúrgicas, tecnologias de imagem e materiais utilizados para fixação, como placas e parafusos de titânio. A adoção generalizada do planeamento cirúrgico virtual e da imagiologia tridimensional melhorou a precisão cirúrgica, permitindo uma melhor visualização da anatomia do doente e uma previsão mais exacta dos resultados cirúrgicos. Estes avanços tecnológicos contribuíram para reduzir a incidência de complicações; no entanto, não as eliminaram totalmente. As complicações podem ainda surgir devido a vários factores, incluindo a complexidade inerente ao procedimento, as caraterísticas individuais do doente e os conhecimentos e experiência do cirurgião.

As complicações associadas à cirurgia ortognática podem ser classificadas em complicações intra-operatórias, pós-operatórias precoces e pós-operatórias tardias. As complicações intra-operatórias, tais como hemorragia excessiva, fracturas desfavoráveis ou danos em estruturas adjacentes, ocorrem durante a própria cirurgia e requerem tratamento imediato. As complicações pós-operatórias precoces, como infeção, inchaço e distúrbios sensoriais, geralmente ocorrem dentro de dias ou semanas após a cirurgia. As complicações tardias, incluindo recidiva esquelética, problemas na articulação temporomandibular (ATM) ou lesões nervosas a longo prazo, podem manifestar-se meses ou mesmo anos após o procedimento inicial. Os factores de risco para estas complicações variam e podem incluir factores relacionados com o doente (como a idade, o historial médico e o tabagismo), o tipo e a extensão do procedimento cirúrgico e a experiência da equipa cirúrgica.

Objectivos da Dissertação:

O principal objetivo desta dissertação é fornecer uma revisão abrangente das complicações associadas à cirurgia ortognática. Ao examinar sistematicamente as complicações intra-operatórias, pós-operatórias imediatas e a longo prazo, esta revisão visa melhorar a compreensão dos clínicos sobre os potenciais riscos e complicações, facilitar um melhor planeamento pré-operatório e melhorar as estratégias de gestão pós-operatória.

Importância do estudo:

Compreender as complicações associadas à cirurgia ortognática é essencial para melhorar a segurança do paciente e otimizar os resultados cirúrgicos. Para os cirurgiões, o conhecimento detalhado das potenciais complicações e dos seus factores de risco pode orientar as avaliações pré-operatórias, aperfeiçoar as técnicas cirúrgicas e informar os protocolos de gestão pós-operatória. Para os pacientes, este conhecimento facilita a tomada de decisões informadas, expectativas realistas e participação proactiva nos seus próprios cuidados.

Além disso, esta dissertação tem como objetivo fornecer um recurso que consolida o conhecimento atual sobre o assunto, servindo como referência para clínicos, pesquisadores e educadores no campo da cirurgia maxilofacial. Ao destacar complicações comuns e raras, o estudo procura promover uma compreensão mais abrangente dos desafios associados à cirurgia ortognática, contribuindo, em última análise, para o desenvolvimento de práticas cirúrgicas mais seguras e eficazes.

Visão geral da cirurgia ortognática

Definição e indicações:

A cirurgia ortognática, também conhecida como cirurgia corretiva dos maxilares, engloba uma série de procedimentos cirúrgicos destinados a corrigir discrepâncias no alinhamento dos maxilares e do esqueleto facial. É indicada para pacientes com más oclusões esqueléticas graves, assimetria facial, apneia obstrutiva do sono, síndromes de dor orofacial e outras anomalias craniofaciais que não podem ser tratadas eficazmente apenas com tratamento ortodôntico.

Técnicas cirúrgicas:

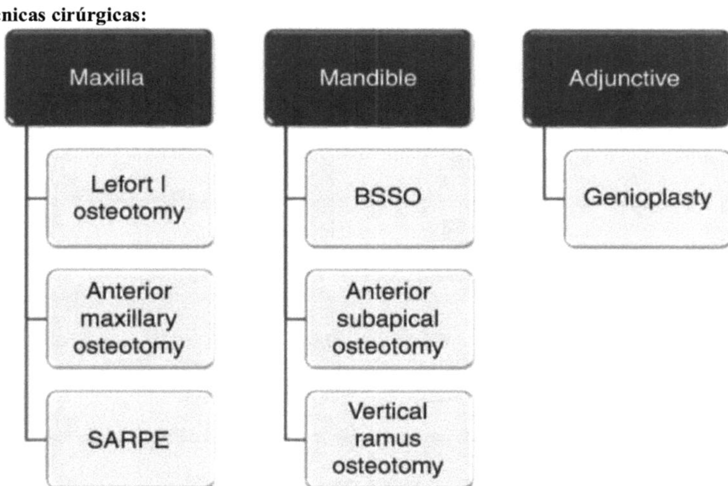

Figura 1: Diferentes cirurgias ortognáticas

A cirurgia ortognática pode envolver osteotomia maxilar, osteotomia mandibular ou uma combinação de ambas, dependendo das necessidades específicas do paciente. As técnicas cirúrgicas comuns incluem a osteotomia Le Fort I, a osteotomia sagital bilateral dividida (BSSO), a genioplastia e a septoplastia nasal. Estes procedimentos são realizados sob anestesia geral num ambiente hospitalar por uma equipa multidisciplinar que inclui cirurgiões orais e maxilofaciais, ortodontistas e anestesistas.

Avaliação e planeamento pré-operatório:

A prevenção de complicações intra-operatórias começa com um plano estratégico claro, baseado em avaliações anatómicas e funcionais pré-operatórias precisas, tanto por parte do ortodontista como do cirurgião. A avaliação precoce, tanto pelo ortodontista quanto pelo cirurgião, facilita a colaboração desde o início do tratamento. Essa reunião inicial deve incluir a discussão do tempo previsto para a ortodontia pré e pós-operatória, os objetivos do tratamento e as questões financeiras. O sucesso do tratamento começa com o entendimento íntimo do cirurgião e do ortodontista sobre a insatisfação do paciente com suas caraterísticas e sobre os aspectos da aparência que o paciente deseja que sejam diferentes. O cirurgião, o ortodontista e o paciente devem partilhar um entendimento comum sobre a desarmonia estética facial, a assimetria e a má oclusão do paciente. O impacto psicológico da cirurgia na aparência facial não deve ser subestimado. A avaliação pré-operatória é crucial para identificar a aptidão do paciente, avaliar as relações esqueléticas e dentárias e formular um plano de tratamento abrangente. Isto envolve a obtenção de uma história médica e dentária detalhada, a realização de exames clínicos, a realização de avaliações radiográficas (por exemplo, análise cefalométrica, radiografia panorâmica, tomografia computorizada de feixe cónico) e a obtenção de modelos de diagnóstico para análise ortodôntica.

Critérios de seleção de doentes:

Deve ser dada especial atenção aos pacientes com protrusão bimaxilar e aos pacientes mais idosos. Aqueles que têm protrusão bimaxilar apresentam o maior risco de assumir uma aparência "envelhecida" no pós-operatório, como resultado do relaxamento dos tecidos moles do meio da face após osteotomias LeFort I ou osteotomias segmentares anteriores com posicionamento posterior. O cirurgião deve ser particularmente minucioso ao discutir os resultados esperados com pacientes mais velhos (particularmente aqueles com mais de 30 anos) por duas razões. Em primeiro lugar, os doentes mais velhos parecem ter dificuldade em adaptar-se à sua mudança de imagem corporal. Em segundo lugar, as alterações nos tecidos moles em doentes mais velhos reflectem menos as alterações esqueléticas subjacentes e, por isso, são menos previsíveis do que as dos doentes mais jovens, que têm tecidos moles mais flexíveis. Em pacientes mais velhos, podem ser necessários procedimentos estéticos adicionais. Os candidatos à cirurgia ortognática devem ter completado o crescimento esquelético, ter demonstrado uma boa higiene oral e ter expectativas realistas relativamente aos resultados da cirurgia. Os pacientes com doenças sistémicas não controladas, doença periodontal ativa ou problemas psicossociais graves podem não ser candidatos adequados à cirurgia.

Revisão da literatura

Trimble LD, et al[1] em 1983, concluiu que a modificação em osteotomias maxilares de baixo nível tem várias vantagens sobre a separação clássica das placas pterigóides através da fissura pterigomaxilar. Nas osteotomias de nível Le Fort I, a incisão horizontal na profundidade do vestíbulo não precisa de ser prolongada para além do aspeto mesial dos segundos pré-molares, porque o corte horizontal ao longo da parede lateral do maxilar pode ser facilmente efectuado através de um túnel sob o mucoperiósteo posteriormente. A incisão permite a manutenção de um pedículo vestibular posterior maior, o que acaba por proporcionar uma melhor vascularização.

Reiner S, et al[2] em 1988, concluiu que foi relatado um caso de paralisia transitória do nervo abducente após osteotomia maxilar Le Fort I. Os resultados da tomografia computadorizada sugerem fortemente que a causa foi uma fratura do corpo do osso esfenoide, mas a causa da fratura não é clara. A paralisia ocorreu no primeiro dia de pós-operatório e a recuperação demorou cerca de 5 meses. A explicação mais provável para a complicação é a transmissão de força do osteótomo utilizado para a fratura através das placas pterigóides, estendendo-se superiormente através da superfície medial do seio cavernoso. Este caso demonstra claramente a importância do cuidado no posicionamento do osteótomo pterigomaxilar.

Uttley D, et al[3] em 1989, concluíram que a combinação de um cirurgião maxilofacial e um neurocirurgião tem sido utilizada com sucesso na clipagem de aneurismas vertebrobasilares. A técnica permite uma melhor exposição do clivus e facilita a excisão ampla do tumor com um risco muito reduzido de fístula do líquido cefalorraquidiano (LCR); se a cirurgia for considerada necessária numa data tardia, pode ser efectuada sem aumentar materialmente as dificuldades.

O'ryan F, et al[4] em 1989, concluíram que a média da distância posterior era de 1,89 mm (intervalo de 0 a 4,69 mm). Registou-se uma correlação negativa significativa entre a idade e a distância posterior (γ=-0,23). Supôs-se que esses pacientes tinham um risco maior de lesão da artéria palatina descendente devido ao espaço estreito entre um osteótomo e o canal palatino maior. A média da distância lateral foi de 8,09 mm (variação de 3,75 a 13,59 mm). A distância lateral é considerada como o comprimento do contacto ósseo entre a maxila posterior e a placa pterigoide que deve ser separada por um osteótomo. O longo contacto ósseo aumenta a dificuldade de disjunção pterigomaxilar e o risco de fratura indesejável, levando à lesão da artéria.

Keller EE, et al[5] em 1990, concluíram que A estabilidade a longo prazo da oclusão ou do enxerto ósseo infraorbitário (ou de ambos) tem sido, até à data, clinicamente aceitável, se for feita uma correção adequada da deformidade facial nas dimensões horizontal, vertical e transversal e se forem realizados procedimentos cirúrgicos e ortodônticos adequados, o equilíbrio neuromuscular e esquelético a longo prazo deve ser alcançado e mantido.

Lanigan DT, et al[6] em 1993, concluíram que a disjunção pterigomaxilar ou a fratura da maxila. As complicações oftalmológicas devem ser tidas em conta e os doentes devem ser monitorizados quanto à evidência de tais problemas no período pós-operatório. Qualquer queixa visual ou evidência clínica de um problema oftalmológico justifica o encaminhamento imediato para um oftalmologista. Os casos de oftalmoplegia, epífora, secura da córnea e anestesia da córnea podem melhorar espontaneamente com o tempo, sem necessidade de intervenção cirúrgica oftalmológica específica, embora esta possa ser indicada por vezes.

Shoshani Y, et al[7] em 1994, concluíram que não se pode prever este tipo de complicação a não ser que se efectuem imagens do aparelho nasolacrimal antes da osteotomia. Devido à raridade dessa complicação, tal procedimento não pode ser recomendado rotineiramente. No entanto, é preciso estar atento à possibilidade dessa complicação no pós-operatório precoce do procedimento cirúrgico. O tratamento da obstrução do ducto nasolacrimal inclui massagem local e medicação antibiótica tópica (como o cloranfenicol5%) durante 2 a 3 semanas. A falha do tratamento conservador é uma indicação para intervenção cirúrgica local para reparar o aparelho de drenagem lacrimal.

Bendor-Samuel R, et al[8] em 1995, descrevem três complicações muito diferentes e interessantes da osteotomia Le Fort I. O primeiro caso é o de uma paralisia unilateral do terceiro nervo que se desenvolve como resultado de uma fístula carótido-cavernosa e de um falso aneurisma da artéria carótida interna. A segunda complicação a ser relatada é a cegueira total unilateral. O terceiro caso é o de avulsão total de um segmento lateral do palato num doente com fenda bilateral completa dos palatos primário e secundário. Todas as complicações resultaram de uma osteotomia Le Fort I realizada para correção de hipoplasia do terço médio da face secundária a fenda congénita do lábio e do palato.

Dimitroulis G, et al[9] **em 1996,** concluíram que, à luz dos actuais padrões aceitáveis de cuidados totais ao paciente, o ortodontista e o cirurgião oral e maxilofacial devem aprender a apreciar e respeitar a importância de uma abordagem de equipa na gestão das deformidades dentofaciais. Pois é possível que, num ambiente de máxima cooperação entre o cirurgião e o ortodontista, os benefícios derivados do tratamento combinado ortodôntico-cirúrgico superem totalmente os riscos envolvidos na grande maioria dos casos.

LEE KH, et al[10] **em 1999,** concluíram que a taxa de satisfação da cirurgia ortognática era de 81% durante o período pós-operatório imediato e de 92% após um período de seguimento de 6 meses. O fator mais importante que contribuiu para a insatisfação foi a perturbação sensorial pós-operatória dos tecidos moles faciais (50%) e as deformidades residuais da mandíbula. O fator mais difícil durante o período pós-operatório imediato foi a dificuldade em falar e comer devido à fixação intermaxilar. As diferenças significativas das caraterísticas de personalidade foram observadas na Depressão (D), Esquizofrenia (Sc), Hipomania (Ma), que se alteraram significativamente entre o pós-operatório imediato e o pós-operatório de 6 meses (ANOVA, p<0,05). As diferenças significativas da escala de autoconceito foram observadas na B(Moral Ethcal Self Score), D(Family Self Score), que se alteraram significativamente após as cirurgias ortognáticas. (ANOVA, p<0,05).

Gu G, et al[11] **em 2000,** concluíram que a recidiva mandibular representada pela Pg ocorreu principalmente dentro de 6 meses após a cirurgia. O recuo líquido da mandíbula foi de 9,1 mm e o movimento superior foi de 1,7 mm, com uma redução de 7,2 mm no comprimento mandibular, 4,2 mm na altura do ramo, 3,7 mm na altura da face posterior, 2,6° no ângulo goníaco, um aumento de 2,9° no ângulo do plano mandibular (APM) até o último exame. O osso hioide moveu-se para trás e para baixo e a postura da cabeça foi elevada. A recidiva para a frente da Pg foi correlacionada com as alterações do ANB, MPA, altura do ramo e posição do hioide. Apenas a posição do hioide foi previsivelmente correlacionada com a morfologia mandibular e a postura da cabeça. Estes resultados sugerem que o recuo mandibular altera a relação entre a posição do hioide, a via aérea faríngea e a postura da cabeça.

Panula K, et al[12] em 2001, concluíram que a complicação mais comum foi um défice neurosensorial na região inervada pelo nervo alveolar inferior; ligeiro em 32% dos pacientes (183 de 574 pacientes com uma osteotomia na mandíbula) e perturbador em 3% dos pacientes (18/574). A complicação mais grave foi uma hemorragia intra-operatória grave num doente que necessitou de transfusões de sangue importantes e, posteriormente, de embolização da artéria maxilar interna. Não se registaram complicações fatais. A incidência de outros problemas foi baixa, e houve muito poucas queixas dos pacientes. Apesar da grande variedade de complicações graves relatadas na literatura, sua frequência parece ser extremamente baixa, e o tratamento com cirurgia ortognática pode ser considerado um procedimento seguro.

Hwang JM, et al[13] em 2001, concluíram que foram alcançados desvios pós-operatórios de 8 DP ou menos à distância em 24 dos 27 doentes (89%) do grupo A e em 7 dos restantes 8 doentes (88%) dos respondedores ao prisma e em todos os 7 não respondedores ao prisma (100%) do grupo P. Não existia diferença significativa entre os grupos A e P, bem como entre os respondedores e não respondedores ao prisma do grupo P em termos de desvio para perto e para longe 1 ano após a cirurgia. Os resultados sensoriais melhoraram ao longo do tempo no grupo A e nos respondedores ao prisma. Não se registaram diferenças significativas nos resultados cirúrgicos entre cada grupo. No entanto, o pequeno tamanho da amostra pode limitar o poder de detetar quaisquer diferenças estatisticamente significativas.

Bays RA, et al[14] **em 2003,** concluiu que a maioria das complicações comuns da cirurgia ortognática ocorrem com frequência suficiente para serem discutidas com cada paciente em pormenor. Infelizmente, geralmente é impossível prever quais pacientes irão apresentar uma complicação específica. A idade é o indicador mais forte de potenciais complicações, especialmente o défice permanente do nervo. As DTMs podem melhorar um pouco através da correção de uma má oclusão com cirurgia ortognática, mas a cirurgia ortognática não é um tratamento primário para as DTMs e há um subconjunto de pacientes cujos sintomas pioram após a cirurgia.

Newlands C, et al[1] **5 em 2004,** concluíram que o posicionamento do osteótomo na disjunção pterigomaxilar deve ser feito com muito cuidado, principalmente em pacientes com risco de fratura. As lesões do sexto e terceiro nervos após a osteotomia Le Fort 1 devem recuperar com o tempo. O período de recuperação mais longo registado é de 12 meses no único caso de resolução incompleta. No entanto, é importante notar que as fracturas associadas também podem envolver a artéria carótida interna, resultando na formação de fístula entre a carótida e o seio cavernoso, e o canal ótico, resultando em cegueira permanente.

Morris DE, et al[16] **em 2007,** concluíram que a cirurgia ortognática proporciona um meio de corrigir eficazmente as más oclusões dentárias e as desarmonias faciais, quer sejam de natureza congénita, de desenvolvimento ou pós-traumática. As complicações podem surgir em qualquer uma das múltiplas etapas do tratamento. Questões técnicas aparentemente pequenas na sala de operações podem afetar significativamente o resultado, resultando em operações adicionais e/ou meses adicionais de ortodontia.

Seol YS, et al[17] **em 2008,** concluíram que apenas o autoconceito físico mostrou alterações significativas após a cirurgia ortognática, no entanto não mostrou diferenças entre após 2 meses e após 6 meses. Já os outros autoconceitos não apresentaram mudanças significativas com a cirurgia ortognática. À partida, seria de esperar que muitas variáveis relacionadas com o autoconceito fossem influenciadas pela cirurgia ortognática. Mas apenas o autoconceito físico apresentou alterações significativas com a cirurgia ortognática.

Degerliyurt K, et al[18] em 2008, concluíram que as dimensões ântero-posteriores da via aérea diminuíram em ambos os grupos (P .0001); no entanto, a redução foi significativamente menor nos casos tratados com cirurgia bimaxilar (P .05). No grupo da cirurgia de recuo mandibular, a área da secção transversal da via aérea diminuiu significativamente (P .001). Embora a área da secção transversal da via aérea tenha diminuído no grupo da cirurgia bimaxilar, a redução não foi estatisticamente significativa (P .05). Este estudo sugere que a cirurgia bimaxilar pode prevenir o estreitamento das vias aéreas superiores na correção de deformidades de Classe III, em comparação com a cirurgia de recuo mandibular utilizada como único tratamento. A tomografia computadorizada foi valiosa na determinação dos efeitos do tratamento cirúrgico nas dimensões da via aérea faríngea.

Kitagawara K, et al[19] em 2008, concluíram que não havia evidência de distúrbios respiratórios do sono 6 meses após a cirurgia de recuo mandibular, mas os pacientes com obesidade, potenciais distúrbios respiratórios do sono e grande quantidade de recuo podem sofrer de AOS no futuro. É necessário um acompanhamento pós-operatório cuidadoso dos pacientes que foram submetidos a cirurgia de recuo mandibular e é necessária uma estratégia para prevenir a AOS após a cirurgia de recuo mandibular.

Lee JY, et al[20] em 2009, concluíram que a taxa de satisfação total foi de 76%. E houve diferença estatisticamente significativa entre a avaliação subjetiva da estética facial antes da cirurgia e após a cirurgia (p<0,05). Não foram observadas diferenças na ocorrência de incapacidade funcional e distúrbios sensoriais entre os grupos. Em conclusão, o operador deve compreender a autossatisfação pós-operatória dos pacientes e as complicações. Se conseguirmos comunicar com os doentes antes da operação, a taxa de satisfação dos doentes aumentará após a operação.

Ishiguro K, et al[21] em 2009, concluíram que foram efectuadas análises univariadas e multivariadas para investigar os factores que afectam a gravidade da SAOS. Estas análises mostraram que a obesidade, as condições esqueléticas, como o corpo mandibular curto e o recuo mandibular, o tamanho da língua e a posição do osso hioide, e a forma das vias respiratórias estavam associados à gravidade da SAOS. Nos doentes japoneses do sexo masculino com SAOS, pensa-se que as anomalias esqueléticas são os factores que mais afectam a gravidade da SAOS.

Yaghmaei M, et al[22] em 2009, concluíram que foram observadas alterações significativas no estado auditivo e na função da trompa de Eustáquio após a remoção do MMF. Em conclusão, a cirurgia ortognática (maxilar ou bimaxilar) pode causar alguma disfunção do sistema auditivo, que é ligeira e transitória na maioria dos casos e não requer intervenção.

Gunaseelan R, et al[23] em 2009, efectuaram uma avaliação retrospetiva de 103 pacientes submetidos a AMO como procedimento único ou em combinação com outras osteotomias ao longo de um período de 5 anos, com um seguimento médio de 3 anos, e descobriram que vinte e sete (26,2%) pacientes da nossa série de 103 tiveram complicações de gravidade variável: 43,3% destas foram relacionadas com tecidos moles e 36,6% foram atribuídas a causas dentárias. Os restantes 20% corresponderam a todas as outras complicações. Embora as suas indicações sejam limitadas, o AMO é um procedimento seguro e fiável na cirurgia ortognática de rotina.

Forouzanfar T, et al[24] em 2010, concluíram que, embora a incidência global de TEV após cirurgia oral e maxilofacial pareça ser baixa, a profilaxia farmacológica do tromboembolismo pode justificar-se em doentes com factores de risco potenciais claros, em particular os doentes que necessitam de um longo internamento hospitalar após uma cirurgia de grande porte.

Piñeiro-Aguilar A, et al[25] em 2011, os resultados mostraram que a hemorragia intra-operatória observada em pacientes durante as osteotomias Le Fort I ou do ramo mandibular ou ambas combinadas foi inferior aos limites estabelecidos para a transfusão de sangue. No entanto, a hemorragia foi ocasionalmente mais intensa e os cirurgiões devem estar preparados para uma hemorragia mais intensa, reservando sangue num banco de sangue ou preparando uma autotransfusão.

Hasebe D, et al[26] em 2011, concluíram que uma grande quantidade de recuo mandibular pode inibir a adaptação biológica e causar distúrbios respiratórios do sono, e pode ser melhor considerar o avanço maxilar ou outra técnica que não reduza a via aérea para pacientes com más oclusões de classe III esquelética que têm grande discrepância anteroposterior e/ou hipoplasia maxilar.

Sammartino G, et al[27] em 2011, concluíram que a preparação dos leitos dos implantes com osteótomo e martelo transmite forças percussivas e vibratórias capazes de descolar os otólitos de sua localização normal; além disso, a posição cirúrgica da cabeça do paciente favorece o deslocamento dos otólitos para o canal semicircular posterior. Os cirurgiões de implantes devem estar cientes desta possível complicação após o procedimento de elevação fechada do seio maxilar e os pacientes devem ser sempre informados antes de serem submetidos à cirurgia.

Williams B, et al[28] em 2011, concluíram que a incidência de TEV em pacientes hospitalizados submetidos a cirurgia oral e maxilofacial é baixa. No entanto, devido à expansão do âmbito cirúrgico e ao tratamento de pacientes clinicamente complexos, é necessária mais investigação relativamente à incidência e aos factores de risco de TEV na população contemporânea de cirurgia oral e maxilofacial.

Humber CC, et al[29] em 2011, concluíram que as lesões nasolacrimais após osteotomias Le Fort I são raras e não se pode prever facilmente a suscetibilidade de um indivíduo a tais complicações. Felizmente, a natureza tipicamente transitória e autolimitada das lesões nasolacrimais e da hemolacria após uma osteotomia Le Fort I faz com que a sua gestão seja muitas vezes passível de ser alterada para uma gestão conservadora durante a fase pós-operatória.

Sousa CS, et al[30] em 2012, concluíram que as complicações mais comuns estavam presentes em todos os países e com todas as técnicas cirúrgicas. Para que a equipa médica possa prestar cuidados adequados ao paciente, é necessário conhecer as complicações raras. A compreensão das potenciais complicações permite à equipa multidisciplinar garantir cuidados seguros através de uma intervenção precoce durante as cirurgias ortognáticas, uma vez que as complicações podem estar presentes nos períodos pré, intra e pós-operatório.

Steel BJ, et al[31] em 2012, é evidente que a cirurgia ortognática é uma área segura da cirurgia oral e maxilofacial, embora comporte uma série de riscos raros, dependendo das técnicas exactas utilizadas. Muitas das complicações raras relatadas após a cirurgia ortognática maxilar partilham uma base etiológica e uma patogénese comuns, devido aos riscos inerentes à fratura da maxila e à disjunção pterigomaxilar. Uma proporção significativa das complicações descritas neste artigo foram consideradas como resultantes de eventos ocorridos durante esta fase da operação, demonstrando a sua importância.

Bayram B, et al[32] em 2012, concluíram que a função da trompa de Eustáquio pode ser prejudicada na primeira semana devido ao edema cirúrgico, ao reposicionamento dos músculos da trompa de Eustáquio e ao trauma da sonda de intubação. Além disso, durante a primeira semana, a pressão do ouvido médio piorou como resultado da disfunção do Eustáquio. A função do ouvido médio voltou ao normal na 4ª semana de pós-operatório. Em conclusão, após a osteotomia Le Fort I, são possíveis alterações ligeiras na sensibilidade auditiva e na pressão do ouvido médio, mas essas alterações foram clinicamente insignificantes.

Beshkar M, et al[33] em 2013, concluiu que a vertigem posicional paroxística benigna é uma possível complicação da cirurgia ortognática. Deve-se muito provavelmente à transmissão das forças do osteótomo através dos ossos intervenientes para o ouvido interno, onde os otólitos são deslocados e se movem livremente dentro dos canais semi-circulares, causando vertigem. A VPPB deve ser considerada como um diagnóstico em pacientes submetidos a cirurgia ortognática e que sofrem de vertigem no pós-operatório.

Park CM, et al[34] em 2014, Em pacientes adultos com otite média unilateral com efusão, deve ser efectuado um exame nasofaríngeo para identificar qualquer obstrução extrínseca (como um tumor) que possa estar a comprometer a função ventilatória da trompa de Eustáquio. Todos os cirurgiões envolvidos em cirurgia ortognática devem estar cientes de que um resquício de gaze cirúrgica pode comprometer a trompa de Eustáquio e causar otite média com efusão.

Ibrahim A, et al[3] 5 em 2014, concluíram que a intubação oratraqueal submental proporciona ao cirurgião uma excelente visão do campo operatório, espaço suficiente para a manipulação intra-oral do osso e do septo para operações intra-orais e controlo da oclusão dentária. A intubação submental é o melhor método de intubação durante a osteotomia Le Fort 1, pois não causa desvio do septo nasal ou outras complicações associadas.

Phillips C, et al[36] em 2015, concluíram que os factores de risco mais importantes para NPO nesta série foram o sexo feminino, o aumento de fluidos intravenosos e a utilização de óxido nitroso, e para POV foram a raça, procedimentos adicionais e administração de morfina. A incidência de NPO e VPO após cirurgia ortognática na atual coorte de pacientes, após a introdução das diretrizes de consenso actualizadas de 2007 para a gestão de náuseas e vómitos pós-operatórios, não diminuiu substancialmente em relação ao relatado em 2003-2004.

Ryan FS, et al[37] em 2016, concluiu que foi realizado um inquérito nacional para produzir dados para o BFNES a partir de uma amostra grande e aleatória da população geral do Reino Unido. Os pacientes ortognáticos preencheram o BFNES. As pontuações da BFNES são relatadas em dois formatos: a escala original de 12 itens (O-BFNES) e uma versão mais curta de oito itens (S-BFNES). No que respeita ao inquérito nacional, participaram 1196 indivíduos. A pontuação média da O-BFNES foi de 29,72 (desvio padrão (DP) 9,39) e a pontuação da S-BFNES foi de 15,59 (DP 7,67). Relativamente à amostra ortognática, participaram 61 pacientes. A média do escore O-BFNES foi de 39,56 (DP 10,35) e a média do escore S-BFNES foi de 24,21 (DP 8,41). Os pacientes ortognáticos tiveram pontuações significativamente mais elevadas do que a população geral do Reino Unido (P < 0,001), e a regressão linear múltipla revelou que a idade, o género e o estado do paciente eram todos preditores independentes das pontuações BFNES. A partir dos resultados deste estudo, os pacientes ortognáticos apresentam níveis significativamente mais elevados de ansiedade social do que a população em geral.

Brunault P, et al[38] em 2016, no seu estudo avaliaram a gravidade da deformidade orofacial, a QdV física, psicológica, social e ambiental (WHOQOL- BREF) e a depressão e ansiedade (GHQ-28). Os factores de risco para um pior resultado foram identificados utilizando modelos lineares mistos. A QdV psicológica foi pior nos doentes mais jovens e nos doentes deprimidos. A QdV social foi pior nos pacientes que eram solteiros, que tinham uma deformidade orofacial ligeira e que estavam deprimidos. Apesar de a cirurgia ortognática proporcionar uma melhoria moderada na QdV psicológica e social, o rastreio e tratamento sistemático da depressão poderia melhorar ainda mais a QdV após a cirurgia, uma vez que esta é um dos principais factores de previsão de uma QdV pobre nesta população.

Baherimoghaddam T, et al[39] em 2016, concluíram que foram observadas alterações significativas nas pontuações globais do OHIP-14 durante e após o tratamento ortodôntico-cirúrgico em ambos os grupos. Durante a fase pré-cirúrgica, o desconforto psicológico e a incapacidade psicológica diminuíram nos pacientes da classe III, e os pacientes da classe II registaram uma deterioração significativa do desconforto psicológico durante o mesmo período. A incapacidade física e a limitação funcional mostraram uma melhoria adicional aos 12 meses após a descolagem nos pacientes da classe II. Este estudo reafirma que o tratamento ortodôntico-cirúrgico tem um efeito significativo na QVRSB dos pacientes de classe III e classe II.

Kurabe K, et al[40] em 2016, no seu estudo, descobriram que os sujeitos eram 65 pacientes (21 homens e 44 mulheres) que foram submetidos a cirurgia ortognática, a maioria dos pacientes com deformidades da mandíbula tem menor QVRSB do que os indivíduos com oclusão normal, e a cirurgia ortognática tem um impacto positivo na QVRSB. A determinação da QVRSB em pacientes com deformidades maxilares parece ser muito útil para compreender os problemas dos pacientes e para avaliar a extensão das mudanças em termos de bem-estar do paciente.

Yen CY, et al[41] em 2016, concluíram que um método de sutura cinch modificado que ancora cada sutura cinch separada no rebordo piriforme foi desenvolvido neste estudo. O alargamento nasal na série aqui apresentada foi de apenas 1%, o que indica que, apesar das limitações do estudo, este novo método é mais eficaz para controlar o alargamento nasal e da base alar após uma osteotomia Le Fort I maxilar. Além disso, esse método reduz a interferência da intubação nasotraqueal intraoperatória.

Fricsia M, et al[42] em 2017, as complicações graves parecem ser bastante raras na cirurgia ortognática. Algumas das complicações cirúrgicas encontradas estão relacionadas com a experiência do cirurgião e não estritamente com os riscos da operação em si. O conhecimento das potenciais complicações permite ao cirurgião garantir cuidados seguros através de uma intervenção precoce e informar corretamente o paciente no colóquio pré-operatório.

Kim YK, et al[43] em 2017, concluiu que existe uma grande variedade de complicações associadas à cirurgia ortognática, incluindo complicações invulgares que são difíceis de prever. Deve haver uma distinção clara entre negligência e complicações. Os cirurgiões orais e maxilofaciais devem ter uma compreensão completa dos tipos, causas e tratamento das complicações, e devem fornecer esta informação aos pacientes que desenvolvem estas complicações. A negligência nunca deve ocorrer e é melhor prevenida através de um desempenho cuidadoso e meticuloso por parte dos cirurgiões. Acreditamos que os cirurgiões orais e maxilofaciais que conseguem gerir com confiança e perfeição as complicações pós-operatórias são verdadeiramente competentes.

Hattori Y, et al[44] em 2023, concluiu que a incidência de paralisia facial foi estimada em 0,04% a 0,77%. A maioria das possíveis etiologias propostas envolveu compressão nervosa intra-operatória ou edema pós-operatório. A fisioterapia e a administração de esteróides foram as abordagens de tratamento mais frequentemente utilizadas. A exploração cirúrgica do nervo facial foi realizada num doente. Quarenta e três paralisias faciais (79,6%) obtiveram recuperação completa com o tratamento conservador, enquanto 11 paralisias faciais (20,4%) continuaram a apresentar recuperação incompleta durante o período de acompanhamento. O início mais precoce da paralisia facial (tempo após a cirurgia) esteve relacionado com um maior risco de continuação da paralisia *(p = 0,018)*. Dentro das limitações desta revisão, parece que a paralisia facial após cirurgia ortognática deve ser tratada conservadoramente sempre que apropriado.

Classificação das complicações

Complicações intra-operatórias:

As complicações intra-operatórias estão frequentemente relacionadas com uma técnica deficiente ou com a falta de experiência do cirurgião. Por vezes, pode ser a anatomia difícil do local da cirurgia ou dificuldades decorrentes da gestão anestésica do doente que podem levar a tempos de operação mais longos do que o previsto. As complicações intra-operatórias podem surgir durante o procedimento cirúrgico e podem incluir lesões nervosas, lesões vasculares, lesões dos tecidos moles, complicações anestésicas e complicações relacionadas com a técnica cirúrgica. Estas complicações podem resultar de um planeamento cirúrgico inadequado, de erros técnicos ou de variações anatómicas.

Complicações pós-operatórias imediatas:

As complicações pós-operatórias imediatas ocorrem nos primeiros dias após a cirurgia e podem incluir hemorragia, edema e inchaço, dor e desconforto, infeção, má oclusão e obstrução das vias respiratórias. Estas complicações podem afetar o conforto do doente, a cicatrização da ferida e os resultados funcionais.

Complicações a longo prazo:

As complicações a longo prazo podem manifestar-se semanas, meses ou mesmo anos após a cirurgia e podem incluir recidiva da má oclusão, perturbações da articulação temporomandibular, alterações esqueléticas e dentárias, insatisfação estética e impacto psicológico. Estas complicações podem surgir devido a factores como uma estabilização inadequada, uma cicatrização incorrecta ou uma instabilidade esquelética subjacente.

Factores que influenciam as complicações:

Vários factores podem influenciar a ocorrência e a gravidade das complicações na cirurgia ortognática, incluindo factores relacionados com o paciente (por exemplo, idade, saúde sistémica, tabagismo), técnica cirúrgica, experiência do cirurgião e protocolos de cuidados pós-operatórios. A compreensão destes factores é crucial para mitigar os riscos e otimizar os resultados cirúrgicos.

Complicações intra-operatórias

Lesão de nervos:

A lesão nervosa, particularmente do nervo alveolar inferior (NIA) e do nervo lingual (NL), é uma complicação bem reconhecida da cirurgia ortognática, particularmente das osteotomias mandibulares. Os sintomas podem incluir distúrbios sensoriais, dormência, formigueiro ou alteração da sensação gustativa. Os factores de risco para a lesão do nervo incluem variações anatómicas, retração excessiva e colocação inadequada de instrumentos. A lesão do nervo pode ocorrer em vários graus, conforme descrito pela classificação de Seddon (1942):

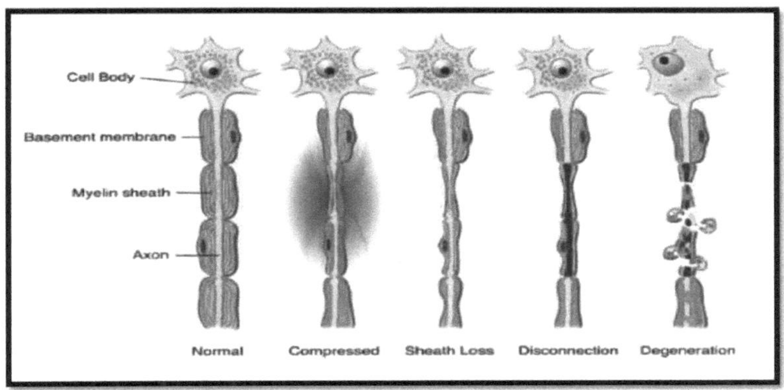

Figura 2: Classificação de Seddon (1942) das lesões nervosas

Tipo I - Neuropraxia - é a "contusão" do nervo e a recuperação pode ocorrer entre 2 semanas a vários meses após a lesão.

Tipo II - Axonotmese (o grego tmesis significa "cortar") - é uma lesão por esmagamento ou estiramento significativo e pode levar 3 meses a 2 anos a recuperar.

Tipo III - Neurotmese - A lesão mais grave, em que o nervo é inadvertidamente dividido.

A recuperação é imprevisível. Existem relatos na literatura de danos em todos os nervos cranianos durante o processo de osteotomia. No entanto, os nervos mais frequentemente afectados na osteotomia maxilar Le Fort I são o nervo infra-orbital e o nervo palatino descendente/grande. A parestesia transitória do nervo infra-orbital pode ocorrer devido à tração por afastadores. A incidência de défices sensoriais do nervo infra-orbital aos 12 meses após a cirurgia foi relatada como sendo de 6% quando testada objetivamente.19 No entanto, raramente persiste ou é um problema subjetivo. A idade é um forte indicador de potenciais complicações, nomeadamente de lesões permanentes do nervo.

Lesão do nervo alveolar inferior:

Embora a lesão do nervo alveolar inferior (NIA) tenha sido relatada como resultado de várias operações mandibulares, a sua associação com a osteotomia sagital bilateral dividida (BSSO) está bem documentada. A avaliação destes estudos é dificultada pelas numerosas técnicas que têm sido utilizadas para efetuar a operação e pelos métodos e tempos das alterações neurosensoriais pós-cirúrgicas. As variações na técnica incluem o uso de brocas, serras, cinzéis rombos ou pesados, cinzéis finos e afiados e espalhadores para completar a osteotomia. O método de fixação pode incluir fios interósseos e fixação intermaxilar, parafusos bicorticais, parafusos de posição bicorticais, placas monocorticais ou uma combinação destes métodos. Não existe uma "técnica padrão" que forneça orientação, e a comparação de estudos de resultados é difícil. Para a BSSO com fixação interna rígida (RIF), a incidência pós-operatória de perda neurosensorial do NIO varia entre 0% e 75%, com uma média de 35% para os relatos subjectivos e 33% para os testes objectivos num seguimento médio de 21 meses. Os métodos de recolha de dados para os parâmetros subjectivos e objectivos variam consideravelmente, o que é suscetível de influenciar os resultados. Não é claro se a utilização de pequenas placas monocorticais reduz a incidência de lesões do NIA em comparação com parafusos de posição bicorticais. O recuo mandibular pode ser efectuado utilizando BSSO com fixação rígida ou osteotomias verticais transorais do ramo (TOVRO) com ou sem fixação esquelética. Embora não existam dados sólidos que comparem a incidência de lesão do NIO com a BSSO e a TOVRO, os estudos existentes relatam uma menor incidência de lesão do NIO com a TOVRO. O intervalo de perda neurosensorial varia entre 0% e

70%, com uma média de 9% para testes subjectivos e objectivos num seguimento médio de 21 meses. Não é conhecida a influência da fixação na incidência de lesão do NIO com o TOVRO. A adição de uma genioplastia aumenta o risco de lesão do NIA quando efectuada em simultâneo com uma BSSO? A genioplastia isolada está associada a uma perda neurosensorial média de 17% para relatos subjectivos e 10% para testes objectivos num seguimento mínimo de 12 meses). Há alguma evidência de que uma BSSO e uma genioplastia combinadas simultaneamente aumentam o risco de perda sensorial do NIO quando avaliadas numa média de 21 meses. A perda neurosensorial média para a BSSO (RIF) e genioplastia combinadas é de 51% para relatos subjectivos e 46% para testes objectivos. A falta de uma técnica BSSO padronizada nestes estudos torna difícil discernir com certeza a contribuição da genioplastia para o défice do NIO. Foi sugerido que os dois procedimentos podem produzir uma lesão de "esmagamento duplo" do NIO, resultando em menor capacidade de recuperação. Não se sabe se este resultado seria melhorado se os dois procedimentos fossem efectuados em operações separadas.

Lesão do nervo lingual:

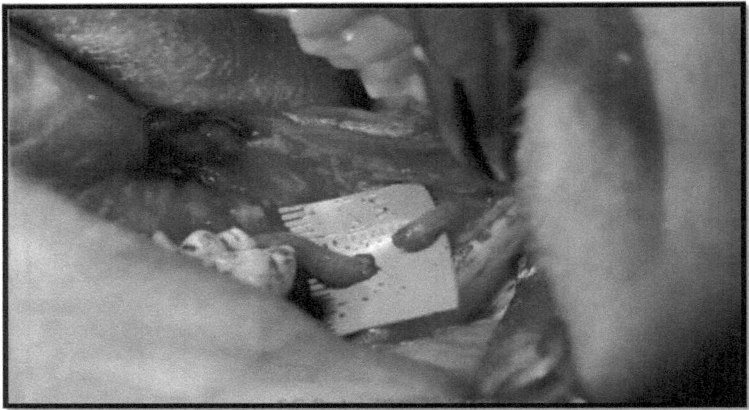

Figura 3: Lesão do nervo lingual

É bem aceite que o nervo lingual é ocasionalmente lesado durante a BSSO. Infelizmente, a incidência de lesão do nervo lingual está mal documentada. Parece haver apenas um estudo disponível, que é um levantamento retrospetivo de pacientes, e infelizmente é enfraquecido por um viés de recordação significativo. São necessários mais estudos para avaliar a incidência de lesão do nervo lingual após a BSSO.

Lesão do nervo infra-orbital:

O nervo infra-orbital é provavelmente raramente cortado durante a cirurgia maxilar Le Fort I, mas as lesões por tração e compressão são comuns. Felizmente, a maioria destes traumatismos ocorre para além dos limites do canal ósseo. Tal como acontece com a BSSO, existem muitas técnicas descritas para a realização de osteotomias Le Fort. A maioria dos cirurgiões utiliza a técnica de fratura total para baixo verificada e popularizada por Bell. A incidência de défices neurosensoriais do nervo infra-orbital aos 12 meses foi relatada como sendo de 6% quando testada objetivamente.

Lesões do nervo palatino maior descendente:

Durante a osteotomia Le Fort, reconhece-se que os nervos nasopalatino e alveolar superior posterior, médio e anterior são completamente cortados como parte intrínseca do procedimento cirúrgico. No entanto, o manejo do feixe neurovascular palatino descendente é controverso. Ele pode ser preservado, inadvertidamente danificado, ou ligado e dividido. Foi demonstrado que a preservação do feixe neurovascular não é necessária para a perfusão da maxila, nem é necessária para a recuperação neurossensorial. Apesar da ligadura e divisão do feixe neurovascular, a recuperação sensorial ocorre e é mais provável que represente um brotamento axonal colateral de nervos adjacentes. Durante a osteotomia Le Fort I, os nervos nasopalatino, alveolar superior posterior, médio e anterior são todos divididos. Os vasos palatinos descendentes/grandes também podem ser divididos. Apesar da sua divisão, a sensibilidade parece regressar. Muito mais raramente, outros nervos cranianos foram danificados, incluindo o nervo ótico, resultando na perda de visão. O método pelo qual isto pode ocorrer é variável. Em alguns casos, a fratura do pterigoide pode propagar-se até ao pavimento orbital e causar hemorragia retrobulbar ou distorção do canal ótico. Noutros casos, pensa-se que a causa é uma hemorragia intracraniana occipital. Também foram descritas paralisias isoladas do nervo oculomotor (III). Também foi descrita uma paralisia isolada do nervo abducente (VI).

Compromisso vascular:

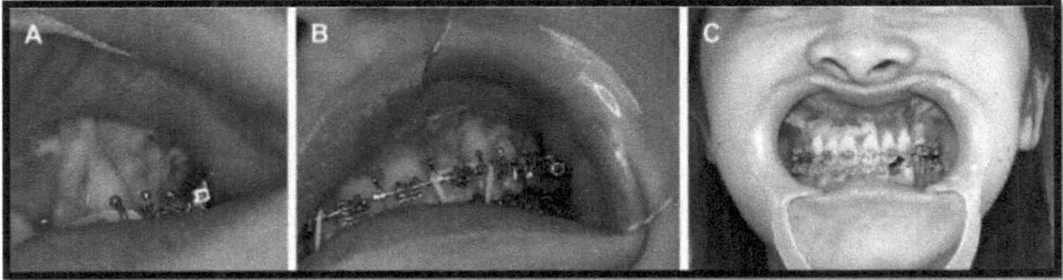

Figura 4: Alterações isquémicas na maxila demonstradas em dois doentes.

O Paciente 1 (A, B) é um paciente não esquelético com deficiência maxilar que foi submetido a uma osteotomia LeFort 1 com avanço de 11 mm. (A) Alterações isquémicas gengivais no 14º dia pós-operatório. (B) Melhoria do aspeto gengival no dia 28 do pós-operatório.

Permanece a preocupação com a recessão gengival como resultado final. (C) A paciente 2 é uma mulher de 21 anos que foi submetida a osteotomia LeFort 1 com 4 mm de intrusão posterior e osteotomia do segmento anterior superior (Wassmund) com recuo de 5 mm. No 10º dia de pós-operatório, verificou-se que a circulação no segmento anterior do maxilar estava comprometida, caracterizada por mucosa branca e exposição da placa. Desenvolveu necrose mucosa e óssea parcial na face vestibular, mas a circulação na face palatina permaneceu adequada. A paciente foi tratada conservadoramente com a esperança de revascularização das áreas com suprimento sanguíneo marginal. A figura mostra a paciente 16 meses após a operação; ela eventualmente precisou remover o osso necrótico anterior e todos os seis dentes. O degloving da mucosa, as osteotomias e o reposicionamento dos elementos esqueléticos faciais podem reduzir significativamente o fornecimento de sangue ao segmento osteotomizado. Essa redução no suprimento sanguíneo pode afetar tanto os elementos esqueléticos quanto os tecidos moles (polpa, periodonto e gengiva) (Fig. 3). Geralmente, esse comprometimento vascular é transitório e não tem impacto clínico significativo no resultado [6]. No entanto, a desvitalização dos dentes, os defeitos periodontais e a perda óssea segmentar têm sido descritos após a osteotomia LeFort I. Estas complicações têm sido frequentemente atribuídas à incisão na gengiva. Estas complicações têm sido frequentemente atribuídas às incisões, ao descolamento excessivo do periósteo, às cicatrizes na mucosa palatina (secundárias a cirurgia de fenda prévia), às osteotomias interdentais ou segmentares com perda da gengiva aderente, e à expansão transversal com um descolamento excessivo da mucosa palatina. Quando se observa uma cianose gengival intra-operatória persistente durante a cirurgia, pode considerar-se o retorno do maxilar à sua posição original e um subsequente relançamento utilizando osteogénese de distração. A lesão vascular, como a lesão da artéria maxilar ou dos seus ramos, pode ocorrer durante as osteotomias de Le Fort ou outros procedimentos maxilares. A hemorragia pode resultar em sangramento excessivo, formação de hematoma ou comprometimento do suprimento sanguíneo para a maxila. Técnicas cuidadosas de dissecção e hemostasia são essenciais para evitar lesões vasculares.

Lesões dos tecidos moles:

Podem ocorrer lesões dos tecidos moles, incluindo lacerações, lacerações da mucosa ou danos na cápsula da articulação temporomandibular (ATM), durante a exposição cirúrgica ou procedimentos de osteotomia. O manuseamento adequado dos tecidos moles e uma técnica cirúrgica meticulosa podem minimizar o risco de traumatismo dos tecidos moles e promover uma cicatrização óptima das feridas.

Complicações anestésicas:

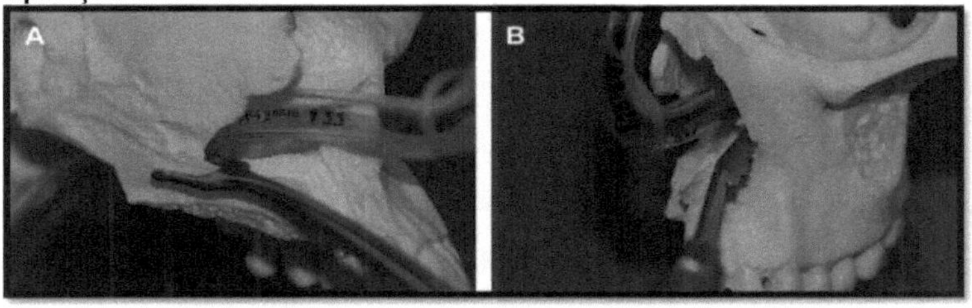

Figura 5: Posição do tubo endotraqueal após intubação nasotraqueal.

As complicações anestésicas, tais como reacções adversas aos medicamentos anestésicos, obstrução das vias aéreas ou aspiração, podem ocorrer durante a indução, manutenção ou emergência da anestesia. Normalmente, os procedimentos ortognáticos são realizados com intubação nasotraqueal porque esta abordagem permite facilmente a fixação maxilar-mandibular intra-operatória. A intubação nasal pode ser difícil em pacientes com fissura labiopalatina que necessitam de cirurgia ortognática, especialmente se tiverem sido submetidos previamente a um retalho faríngeo para insuficiência velofaríngea. O

Nestes casos, as alternativas incluem a intubação com fibra ótica, a troca de stent após a intubação oral e a intubação orotraqueal com o tubo oral posicionado posteriormente aos dentes molares no momento da fixação maxilo-mandibular. A intubação orotraqueal pode ser difícil e, por isso, é menos preferível. Durante a osteotomia LeFort I, o tubo nasotraqueal corre o risco de ser lesado por um osteótomo ou uma serra durante a disjunção septo-vomeriana (medialmente) e a osteotomia da parede nasal lateral (ao longo do aspeto lateral do tubo) (Fig. 5) [1]. Várias manobras podem ajudar a reduzir o risco de tais lesões. O uso de um osteótomo protegido para realizar a disjunção septal antes da osteotomia maxilar permite espaço para colocar a serra recíproca contra a parede nasal lateral; esta técnica desvia o septo e o tubo nasotraqueal para o lado oposto, diminuindo o risco de lesão do tubo. A osteotomia maxilar, realizada com uma serra de vaivém, é direcionada de medial para lateral, afastando-se assim do tubo. No entanto, se a osteotomia for efectuada de lateral para medial, é colocado um retractor maleável entre a parede lateral nasal óssea e a mucosa nasal dissecada para proteger a sonda. Se ocorrer uma lesão, a troca do tubo é mais fácil antes da conclusão da osteotomia maxilar [2]. O tamponamento orofaríngeo posterior pode ser útil quando o tubo do balão é lacerado e ocorre uma leve fuga de ar, especialmente num momento da operação em que a troca do tubo seria difícil. Existem várias razões para o aumento da resistência das vias aéreas após a cirurgia. As mais comuns são a fixação intermaxilar e a obstrução das vias aéreas nasais que normalmente acompanham a osteotomia LeFort I [3]. Para reduzir essa resistência, muitos cirurgiões preferem não aplicar a fixação maxilo-mandibular ou aplicar apenas elásticos-guia no pós-operatório imediato. Tosse ou esforço com agitação podem causar uma fratura ou avulsão do hardware de fixação interna. Evitar a fixação maxilo-mandibular também pode reduzir o risco dessa complicação. O reposicionamento da maxila pode alterar a posição da espinha nasal anterior, da cartilagem septal e do vômer, resultando em desvio septal e obstrução da via aérea nasal. Após o reposicionamento maxilar, a nova localização dessas estruturas deve ser avaliada. Quando elas estão desviadas da linha média, especialmente em casos de impactação maxilar, o septo deve ser aparado para evitar o encurvamento e permitir o retorno à linha média. Além disso, os cornetos inferiores devem ser avaliados como uma fonte potencial de obstrução pós-operatória das vias aéreas nasais em casos de impactação maxilar. A avaliação pré-operatória, a monitorização vigilante e as técnicas adequadas de gestão das vias aéreas são essenciais para prevenir e gerir as complicações anestésicas.

Complicações relacionadas com a técnica cirúrgica:

As complicações relacionadas com a técnica cirúrgica podem incluir cortes ósseos inadequados, posicionamento incorreto dos segmentos, fixação inadequada ou sobrecorrecção/subcorrecção das deformações. Estas complicações podem resultar em má oclusão, instabilidade esquelética ou discrepâncias estéticas. A experiência do cirurgião, a técnica cirúrgica meticulosa e a monitorização intra-operatória são fundamentais para minimizar as complicações relacionadas com a técnica.

Divisão desfavorável da osteotomia:

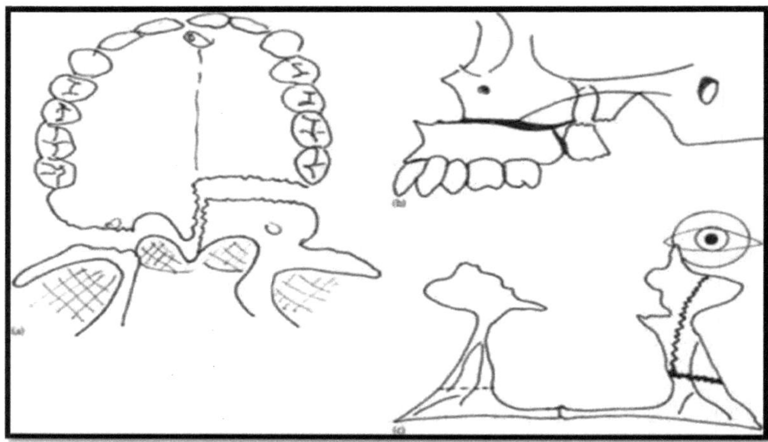

Fig.6 Possíveis linhas de má divisão durante a osteotomia LeFort I

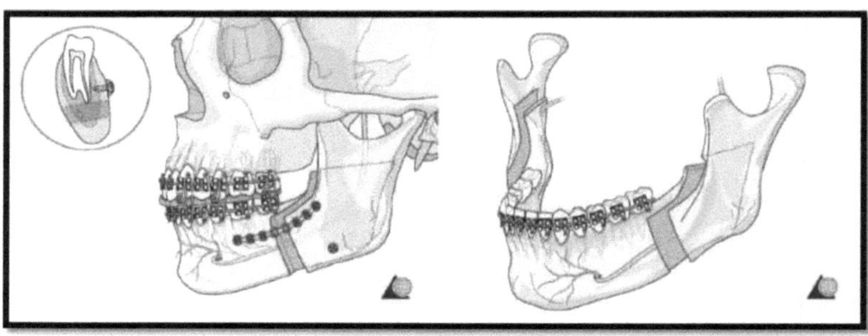

Fig.7 Desvio da linha de osteotomia durante o procedimento de osteotomia, resultando

numa osteotomia numa área não relacionada com a cirurgia

Terminologia como "padrão de osteotomia irregular e/ou má divisão" [2] tem sido utilizada quando se discute uma osteotomia que não corre como planeado. A incidência tem sido citada entre 0,2 e 14,6% [3, 4]. Quando surge um bad split, a placa vestibular do segmento proximal (52,7%) e as fracturas linguais do aspeto posterior do segmento distal (49,9%) são as localizações anatómicas mais comuns. As fracturas do côndilo e do coronoide também podem ocorrer. As fracturas da placa vestibular distal ao segundo molar são comuns devido ao adelgaçamento da placa e aos cortes insuficientes da(s) osteotomia(s), especialmente no bordo inferior. Pequenos segmentos de fratura podem ser removidos. As fracturas grandes devem ser visualizadas, aproximadas sem remover completamente o periósteo, se possível, e plaqueadas. Há relatos conflitantes na literatura sobre a relação entre a remoção de terceiros molares impactados no momento da cirurgia ortognática e fraturas desfavoráveis. O consenso parece ser que as extracções de impactações ósseas completas no momento da cirurgia ortognática são aceitáveis sem um aumento significativo do risco de uma fratura má. Se os dentes do siso impactados não forem removidos aquando da BSSO, então devem ser removidos pelo menos 6-9 meses antes da cirurgia. Com fracturas do côndilo, o côndilo tem de ser colocado na fossa glenoide para um assentamento natural passivo. Uma fratura desfavorável que envolva o colo do côndilo ou uma fratura alta do ramo é melhor tratada com redução fechada. As fracturas baixas ao longo do ramo são geralmente tratadas com placas e parafusos. As fracturas do segmento lingual podem ser difíceis de fixar. Esta fratura é mais comum na região do terceiro molar, onde o osso cortical é fino, se existir um terceiro molar. Os segmentos proximal e distal da osteotomia podem ser estabilizados com parafusos monocorticais e placas ao longo do aspeto vestibular e a fratura lingual estabilizada com parafusos bicorticais.

Complicações pós-operatórias imediatas

Hemorragia:

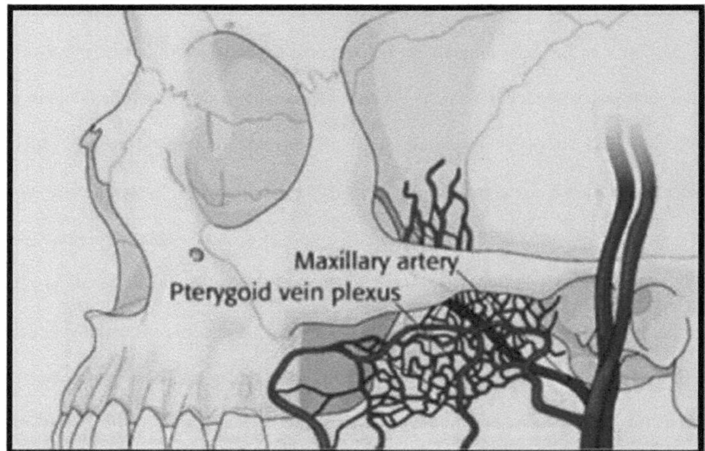

Figura 8: Possíveis fontes de hemorragia durante a osteotomia de LeFort I.

A hemorragia é uma complicação comum no pós-operatório imediato de cirurgia ortognática e pode ocorrer devido a hemostasia inadequada, lesão vascular ou distúrbios de coagulação. O sangramento excessivo pode levar à formação de hematoma, comprometimento das vias aéreas ou atraso na cicatrização da ferida. O reconhecimento e o tratamento imediatos da hemorragia são essenciais para a prevenção de complicações. As complicações graves da cirurgia ortognática são raras.[6] No entanto, podem ser fatais. Na cirurgia ortognática, tanto o anestesista como o cirurgião partilham a mesma via aérea, pelo que é essencial uma cooperação e comunicação estreitas. A região da cabeça e do pescoço é altamente vascularizada e a hemorragia não controlada é uma complicação potencialmente grave. Se ocorrerem hemorragias excessivas, os factores de coagulação ficarão esgotados e poderá ocorrer um estado de hipocoagulação, levando a hemorragias em todas as incisões. No passado, as transfusões de sangue eram comuns neste tipo de cirurgia. No entanto, mais recentemente, as técnicas melhoraram ao ponto de se questionar a necessidade de agrupar um doente no pré-operatório. O posicionamento do doente com a cabeça para cima, a injeção de tumescência, a anestesia local com adrenalina e a utilização de um agente antifibrinolítico (ácido tranexâmico, 25 mg/kg por via oral ou 0,5-1 g por injeção intravenosa lenta) contribuem para reduzir a hemorragia. A vasculatura da região médio-facial é excelente, o que é uma das principais razões para que a área cicatrize tão bem. No entanto, a desvantagem é que a hemorragia pode ser excessiva. Se a hemorragia for excessiva, pode ocorrer uma coagulopatia, resultando num quadro hematológico de coagulopatia intravascular disseminada (CID). Esta situação deve ser evitada a todo o custo, uma vez que ocorre hemorragia de todas as superfícies mucosas e a perda de sangue pode ser excessiva.[58] A incidência relatada de hemorragia grave que requer transfusão de sangue com uma osteotomia Le Fort I foi citada como sendo de aproximadamente 1%. A hemorragia mais grave ocorre geralmente como consequência da separação pterigomaxilar. Na maxila, as áreas específicas que podem resultar em hemorragia excessiva são o plexo venoso pterigoide, a artéria maxilar dentro da fossa pterigopalatina, os vasos palatinos maiores e a mucosa do nariz e do seio maxilar. Para evitar a hemorragia do plexo venoso pterigóideo, não existe correlação entre a divisão da artéria palatina descendente e a isquémia. No entanto, é imperativo manter os pedículos vasculares bucais. As complicações isquémicas menores incluem a perda de vitalidade dentária, defeitos periodontais e necrose óssea. Kramer relatou complicações menores atribuídas à isquémia em 0,8% dos pacientes submetidos a osteotomia maxilar e verificou que as complicações eram maiores em movimentos maxilares superiores a 9 mm, ou associados a cirurgia segmentar.

Edema e inchaço:

O edema e o inchaço são respostas fisiológicas normais à cirurgia e podem afetar a face, os lábios e os tecidos orais após a cirurgia ortognática. No entanto, o edema e o inchaço excessivos podem prejudicar a cicatrização da ferida, aumentar o desconforto do doente e atrasar a recuperação funcional. A elevação, as bolsas de gelo e os medicamentos anti-inflamatórios podem ajudar a aliviar o inchaço e o desconforto.

Dor e desconforto:

A dor e o desconforto são queixas comuns no pós-operatório imediato de cirurgia ortognática e podem variar em termos de gravidade, dependendo da extensão da cirurgia e dos limiares de dor individuais. Estratégias eficazes de gestão da dor, incluindo medicamentos analgésicos, bloqueios nervosos e intervenções não farmacológicas, são essenciais para otimizar o conforto do paciente e promover a mobilização precoce. A dor neuropática contínua foi relatada por 21,4% dos pacientes após a cirurgia ortognática, 7,1% dos quais experimentaram dor neuropática e 14,3% experimentaram dor musculoesquelética. Politis et al. 46 investigaram os tipos de dor experimentados por pacientes submetidos à cirurgia ortognática entre 2001 e 2011. Entre 982 casos de osteotomia sagital bilateral do ramo dividido (BSSRO), 536 casos de osteotomia Le Fort I e 335 casos de procedimentos de expansão palatina rápida assistida cirurgicamente, foram observados seis casos de dor neuropática crónica debilitante. Nos casos de BSSRO, os danos diretos ao nervo alveolar inferior e ao seu ambiente ósseo que ficou exposto podem ter sido a causa das lesões axonais parciais. 47 afirmaram que a dor que persiste até um mês após a cirurgia indica dano axonal, e que a dor pode continuar por um período ainda maior se o dano axonal não cicatrizar completamente. Um terço dos doentes com lesão axonal nunca apresenta uma recuperação completa. Observou-se que a dor neuropática persiste mesmo até um ano após a cirurgia; por conseguinte, o diagnóstico precoce e o tratamento adequado da dor neuropática são cruciais.

Infeção:

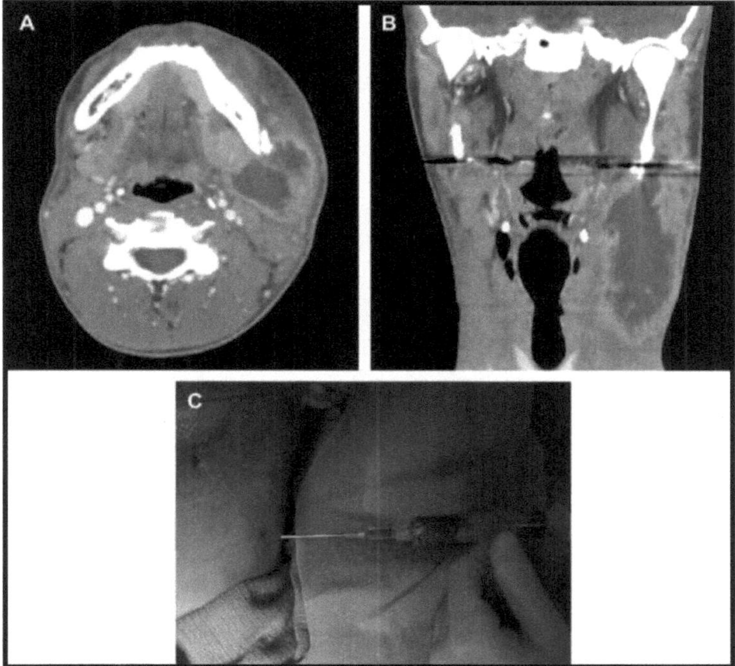

Figura 9: Infeção pós-operatória com abcesso com origem na região do ângulo esquerdo após osteotomia sagital dividida bilateral

A infeção é uma complicação potencial após a cirurgia ortognática e pode manifestar-se como infeção local da ferida, osteomielite ou infeção sistémica. Os factores de risco para a infeção incluem uma higiene oral deficiente, um estado de imunocomprometimento e uma duração cirúrgica prolongada. As técnicas assépticas rigorosas, a profilaxia antibiótica e o tratamento pós-operatório das feridas são essenciais para prevenir e gerir as infecções. As infecções pós-operatórias incluem celulite, abcesso, sinusite maxilar e osteomielite. As taxas de infecções pós-operatórias são baixas graças às técnicas assépticas, às excelentes competências dos cirurgiões, aos antibióticos e a um bom fornecimento de sangue à área oral e maxilofacial. Mesmo quando ocorrem infecções, estas podem ser totalmente curadas através de um diagnóstico e tratamento precoces. Davis et al. relataram que a taxa de infecções foi de 8% entre 2.521 pacientes submetidos a cirurgia ortognática, e que as infecções ocorreram principalmente na mandíbula. Posnick et al. relataram que a taxa de infecções foi de apenas 1% quando foram administrados antibióticos como cefazolina ou cefalexina.

Má oclusão:

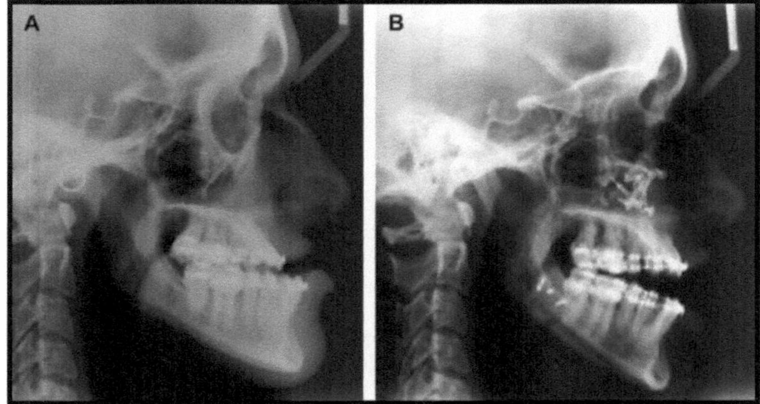

Figura 10: (A) Cefalograma pré-operatório. (B) Má oclusão pós-operatória com mordida aberta anterior significativa após LeFort 1 e osteotomias de divisão sagital bilateral

A má oclusão, caracterizada por discrepâncias na oclusão dentária ou no alinhamento esquelético, pode ocorrer devido a uma correção cirúrgica inadequada, a uma fixação instável ou a uma cicatrização incorrecta. A deteção precoce e a correção da má oclusão são essenciais para otimizar os resultados funcionais e prevenir complicações a longo prazo, como perturbações da ATM ou recidivas. A má oclusão pós-cirúrgica (Fig. 11) é incomum, mas pode ocorrer e torna-se facilmente evidente no período pós-operatório precoce [26,34,41,42]. Uma tendência para a recidiva precoce, se mínima, pode frequentemente ser gerida por elásticos dentários de classe III ou classe II e/ou aparelhos ortopédicos (relação incisal de borda a borda). Uma recidiva mais significativa da oclusão inicial pré-operatória necessita de um retorno à sala de cirurgia. Na maioria das circunstâncias, a recidiva precoce ocorre como resultado de um ou mais dos seguintes factores: mobilização inadequada dos maxilares reposicionados; interferências ósseas e instabilidade não apreciadas durante o reposicionamento; côndilos deslocados da fossa glenoide no momento da fixação; e falha dos sistemas de fixação interna de placa/parafuso. Imediatamente após a operação, a equipa de anestesiologia deve ter o cuidado de acordar o doente de uma forma suave e descontraída para evitar forças anormais nos maxilares reposicionados e um potencial afrouxamento ou quebra da fixação devido a tosse, esforço e cerramento dos maxilares (Fig. 12). Para pacientes nos quais a recidiva é uma preocupação, o cirurgião pode considerar omitir a fixação intermaxilar inicialmente e colocar elásticos 2 a 3 dias após o procedimento num ambiente mais relaxado. Além disso, uma recidiva oclusal pode ocorrer tardiamente, muito tempo após a cirurgia inicial. A recidiva tardia geralmente resulta de forças dentárias e musculares funcionais complexas que restabelecem o equilíbrio e a remodelação do esqueleto facial. O acompanhamento a longo prazo é importante, e o tratamento é direcionado para as causas.

Obstrução das vias aéreas:

A obstrução das vias aéreas é uma complicação rara, mas potencialmente fatal, após a cirurgia ortognática, particularmente em pacientes com anormalidades preexistentes nas vias aéreas ou edema pós-operatório. A monitorização vigilante da permeabilidade das vias aéreas, o reconhecimento precoce do desconforto respiratório e a intervenção imediata são essenciais para prevenir e gerir a obstrução das vias aéreas. É evidente que o recuo mandibular pode afetar a permeabilidade das vias aéreas superiores. A quantidade de estreitamento da via aérea faríngea é menor em pacientes submetidos a cirurgia bimaxilar do que em pacientes submetidos a cirurgia de recuo mandibular. A cirurgia ortognática bimaxilar para correção da má oclusão de Classe III provocou um aumento do volume total da via aérea e uma melhoria dos parâmetros polissonográficos. A cirurgia bimaxilar, em vez da cirurgia de recuo mandibular, deve ser utilizada para corrigir uma deformidade de Classe III e reduzir o risco de apneia obstrutiva do sono; de facto, a cirurgia bimaxilar pode ter menos efeito na permeabilidade da via aérea faríngea do que a cirurgia de recuo mandibular isolada. Um estudo recente sugeriu que a BSSO apresenta menos alterações no espaço aéreo faríngeo após a cirurgia de recuo mandibular em comparação com a osteotomia intraoral vertical do ramo. Além disso, a cirurgia bimaxilar é superior à cirurgia de recuo mandibular isolada para a correção da mandíbula prognática, particularmente em pacientes com factores que os predispõem ao desenvolvimento de problemas respiratórios

Problemas nos tecidos moles:

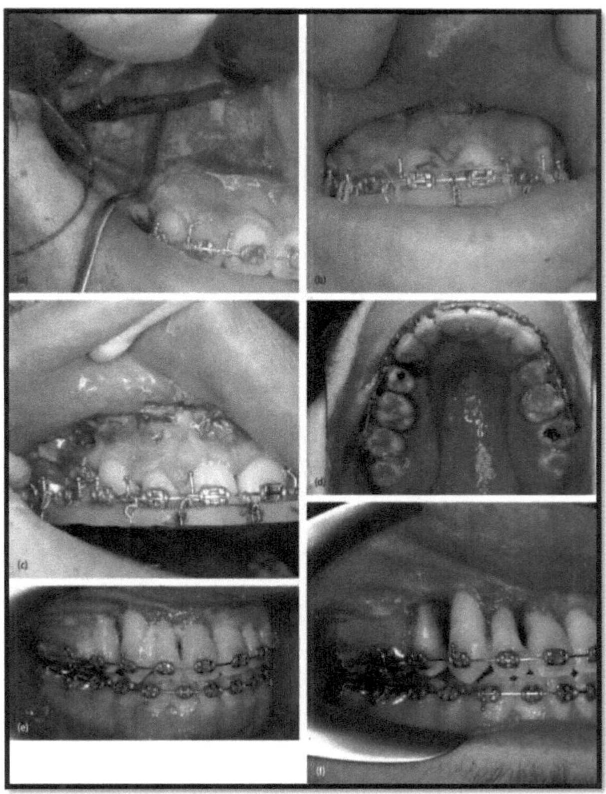

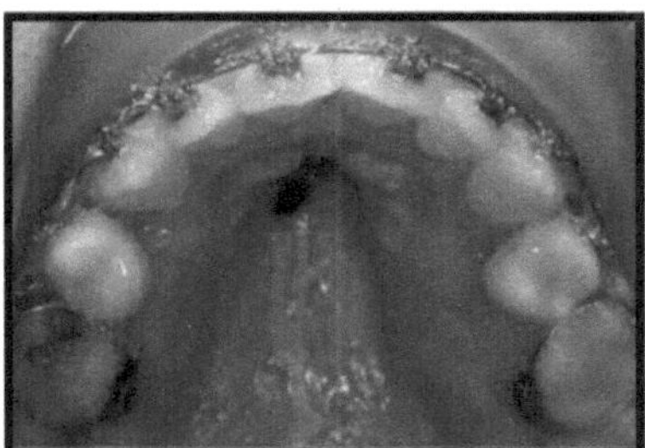

Figura 11: Fístula oronasal persistente após cirurgia segmentar da maxila

Os tecidos gengivais e palatinos nestes locais também podem ser feridos por lacerações provocadas por instrumentos afiados ou brocas rotativas e durante as osteotomias, bem como por esmagamento dos tecidos quando os segmentos são colapsados durante uma osteotomia segmentar. A atenção a estes pormenores evitará lesões nestes locais e a utilização de cirurgia segmentar pode ser feita de forma previsível com bons resultados.

As lacerações dos tecidos moles do palato duro ou da mucosa alveolar também podem ocorrer com a utilização incorrecta de instrumentos de corte. Esta lesão dos tecidos moles pode levar à necrose dos tecidos moles e, possivelmente, ao comprometimento vascular do osso nestas áreas. Clinicamente, o compromisso vascular pode levar à formação de fístulas orais-antrais ou oro-nasais ou à formação de sequestros. O doente pode mesmo perder um segmento inteiro de dentes. Estas lesões dos tecidos moles são tratadas de forma muito conservadora no bloco operatório. A elevação de retalhos para fechar esses defeitos pode comprometer ainda mais o suprimento de sangue para o osso maxilar subjacente e levar à necrose avascular. No período pós-operatório, estas comunicações são melhor geridas de forma conservadora com irrigação e cobertura dos tecidos com uma tala não compressiva para permitir a cicatrização da mucosa. Deve ser considerada a possibilidade de uma oxigenoterapia hiperbárica adjuvante para limitar a extensão e o grau de necrose. O fechamento formal, se necessário, pode ser realizado posteriormente com retalhos locais ou distantes, uma vez que a vascularização da maxila e a cicatrização dos segmentos ósseos tenham ocorrido.

Náuseas e vómitos:

As náuseas e os vómitos são complicações pós-operatórias que ocorrem frequentemente após anestesia geral. A fixação intermaxilar é necessária após cirurgia ortognática ou cirurgia de fratura do osso facial. Hemorragia grave e edema são comuns após essas cirurgias, e náuseas e vómitos podem ter efeitos letais para os pacientes. Phillips et al.[36] investigaram 204 pacientes que foram submetidos a cirurgia ortognática no período de 2008 a 2012. No seu estudo, a taxa de náuseas e vómitos no pós-operatório foi de 67% e 27%, respetivamente. Os factores de risco para náuseas pós-operatórias foram o sexo feminino, o aumento de fluidos intravenosos, o longo tempo de operação e a utilização de óxido nitroso. Os factores de risco para o vómito pós-operatório foram a raça (o risco de vómito entre os não caucasianos foi 2,49 vezes superior ao dos caucasianos), procedimentos adicionais e utilização de morfina. Embora em 2007 tenham sido introduzidas diretrizes de consenso actualizadas para reduzir as taxas de vómitos e náuseas, estas não diminuíram em comparação com as taxas registadas no período de 2003 a 2004. Lin et al.[39] afirmam que as náuseas e os vómitos pós-operatórios podem ser significativamente reduzidos limitando a utilização de narcóticos após a cirurgia para controlo da dor. A dor pós-operatória pode ser eficazmente controlada com anti-inflamatórios não esteróides (AINEs) ou inibidores da COX-2.

Complicações a longo prazo

Recidiva da má oclusão:

A recidiva da má oclusão é uma complicação comum a longo prazo após a cirurgia ortognática e pode ocorrer devido a uma estabilização inadequada, alterações no crescimento do esqueleto ou adaptação dos tecidos moles. As consultas regulares de acompanhamento, a retenção ortodôntica e a adesão do paciente são essenciais para prevenir e gerir a recidiva.

A recidiva pode ser definida como um movimento pós-operatório em direção à posição pré-operatória ou para mais longe dela. Embora uma recidiva média para um determinado estudo e procedimento possa ser 0, pode ainda haver uma recidiva significativa em ambas as direcções para doentes individuais, de tal forma que a recidiva média global de 0 pode não ter significado. Uma meta-análise de toda a literatura utilizando a RIF fornece a avaliação mais exacta da recidiva. O amplo intervalo de confiança de 95% para muitos estudos reflecte a imprecisão dos resultados e, como tal, estes estudos devem ser analisados com alguma cautela. A recidiva é normalmente tridimensional, com componentes verticais, horizontais e sagitais que podem ocorrer em simultâneo. Por razões estatísticas, a recidiva foi dividida arbitrariamente em componentes horizontais e verticais, dependendo do procedimento. A recidiva das osteotomias do ramo mandibular pode ser causada pelo posicionamento do côndilo mandibular no intra-operatório, pela reabsorção do côndilo, pela remodelação da superfície ou pelo deslizamento da osteotomia. Este último deve ser mínimo com o uso de RIF adequado. Foram utilizados diferentes métodos de análise cefalométrica em inúmeros estudos efectuados para avaliar a recidiva. Para BSSO ou TOVRO, as medidas intramandibulares são teoricamente mais precisas para avaliar a estabilidade, mas a maioria dos estudos para estes e todos os procedimentos ortognáticos utilizam a base do crânio como referência. Deve-se ter em mente a influência da posição condilar na recidiva.

Avanço da osteotomia sagital dividida bilateral:

A osteotomia sagital dividida bilateral para avanço tem sido a mais extensivamente estudada em termos de recidiva. As taxas de recidiva foram registadas a partir de 6 meses até vários anos. 12 meses parece ser um período mínimo para avaliar esta complicação, embora possam ocorrer recidivas adicionais durante muitos anos a partir daí. Os métodos de RIF incluem parafusos bicorticais e placas monocorticais. O potencial de torque condilar e aumento da compressão do NIA com parafusos de retardamento atenua o seu uso, e em nenhum dos estudos avaliados neste artigo foram utilizados parafusos de retardamento para fixação. A recidiva para avanço varia entre 34% de recidiva e 9% de movimento contínuo para a frente[27,28] . A recidiva média num seguimento médio de 17 meses é de 8%.

Reabsorção condilar:

A reabsorção condilar tem sido relatada como uma fonte de recidiva. Embora não seja uma recidiva propriamente dita, este processo representa uma remodelação patológica e destrutiva. Sabe-se que ocorre na população em geral (reabsorção condilar idiopática) e na população ortodôntica sem cirurgia ortognática. Não se sabe se ocorre com maior frequência em pacientes submetidos à cirurgia ortognática. Embora várias séries de casos tenham sido relatadas, um pequeno número de estudos retrospectivos relatou a frequência de reabsorção condilar com uma variação de 2,3% a 26%. Todos os estudos incluíram uma BSSO, embora tenham sido efectuados muitos procedimentos concomitantes, incluindo a osteotomia Le Fort I e a genioplastia. Os critérios utilizados para diagnosticar a reabsorção condilar variaram entre os estudos, o que provavelmente foi responsável pela grande variação registada. A reabsorção condilar continua a ser uma condição com alta predileção pela classe II de Angle, mulheres brancas (especialmente mulheres com altos ângulos do plano mandibular). Tem sido relatada, embora com menor frequência, em homens.

Osteotomia vertical transoral do ramo e osteotomia sagital bilateral de recuo:

A cirurgia do ramo mandibular para o recuo tem sido objeto de muito menos estudos, apesar do facto de ser realizada neste país há muito mais anos do que qualquer outro procedimento ortognático. O TOVRO com e sem fixação e o BSSO com fixação rígida têm sido utilizados para o recuo mandibular. Estudos indicam que os dois procedimentos manifestam recidiva em direcções opostas. O TOVRO demonstrou ter um intervalo de recidiva de 5% a 12%, com uma recidiva média de 9% com um movimento posterior contínuo num seguimento médio de 10 meses. Num estudo, o seguimento foi inadequado, com apenas 6 meses. Foi demonstrado que o recuo da BSSO tem um intervalo de recidiva de 10% a 62%, com uma recidiva média de 22% na direção anterior num seguimento médio de 28 meses[45-48]. O papel potencial do "assentamento" posterior excessivamente zeloso do segmento proximal no momento da cirurgia, juntamente com a rotação do segmento proximal no sentido dos ponteiros do relógio e o subsequente alongamento do envelope pterigomassetérico, pode contribuir para a maior recidiva observada em comparação com o avanço da BSSO. O crescimento não deve ser um fator, pois todos os pacientes classe III devem ser acompanhados com avaliações cefalométricas seriadas até que se comprove a cessação do crescimento, corroborada por radiografias de punho. Do ponto de vista prático, o retorno a uma oclusão de borda a borda é problemático para a conclusão ortodôntica do caso. O assentamento cauteloso do segmento proximal ou a confeção da tala cirúrgica numa leve posição de classe II podem amenizar esse problema. O consenso parece ser que a verdadeira recidiva esquelética não é um problema tão significativo na cirurgia de recuo mandibular quanto as considerações biomecânicas envolvidas na realização da cirurgia.

Reposicionamento da maxila:

O reposicionamento cirúrgico da maxila é muito mais complexo do que o reposicionamento mandibular, porque a maxila pode ser movida numa variedade infinita de direcções e raramente é movida ao longo de um vetor puro. Existem alguns dados significativos relativamente aos avanços da maxila, ao reposicionamento superior e ao reposicionamento inferior. Em todos os casos, a direção em que a maxila se moveu mais é a que foi avaliada, mas é preciso lembrar que outros movimentos direcionais foram normalmente feitos em simultâneo.

Avanço da maxila:

O avanço da maxila pode ser efectuado isoladamente ou em conjunto com um procedimento mandibular. Muitos pacientes que necessitam de avanço maxilar também necessitam de reposicionamento inferior. São raros os estudos que reflectem valores puros para a estabilidade de recidiva dos avanços maxilares. Foram registadas taxas de recidiva de 5% a 19%, com uma média de 11% no seguimento médio de 15 meses para o avanço maxilar com RIF. A recidiva tende a ser proporcionalmente maior com avanços maiores. O enxerto ósseo de grandes avanços (>8 mm) pode ajudar a reduzir a recidiva.

Reposicionamento superior do maxilar:

O reposicionamento superior é geralmente considerado como um dos procedimentos cirúrgicos mais estáveis na cirurgia ortognática. As taxas de recidiva para o reposicionamento superior da maxila com RIF foram relatadas como variando de 0% a 18% para a maxila anterior (ponto A). As taxas de recidiva para a espinha nasal posterior variam de 7% de recidiva a 6% de movimento superior contínuo. As taxas médias de recidiva são de 11% e 3% para a maxila anterior e posterior, respetivamente, num seguimento médio de 14 meses. A estabilidade do reposicionamento superior quando usado para fechar uma mordida aberta tem sido questionada, mas nenhum dado sugere que o reposicionamento superior para mordida aberta seja menos estável do que para o tratamento do excesso vertical da maxila.

Reposicionamento do maxilar inferior:

O reposicionamento inferior é intuitivamente o mais preocupante devido ao espaço criado entre a maxila e a base do crânio. A fixação rígida tem sido fundamental para aumentar a estabilidade desse procedimento. A maioria dos estudos que avaliaram o reposicionamento inferior continha um pequeno número de pacientes, portanto, deve-se ter cuidado na avaliação dos dados apresentados. As taxas de recidiva do posicionamento inferior da maxila com RIF variam de 9% a 54% para a maxila anterior (ponto A) e de 21% a 167% para a maxila posterior (espinha nasal posterior). As taxas médias de recidiva são de 28% e 70% para a maxila anterior e posterior, respetivamente, num seguimento médio de 14 meses. Embora as razões para estas variações tão amplas não sejam claras, as diferenças técnicas podem ser responsáveis por alguma da variabilidade. O enxerto ósseo é comum na maioria dos relatos. A maior estabilidade foi conseguida com a utilização de técnicas que proporcionam algum contacto osso-osso. Não parece haver qualquer evidência que sugira que as taxas de recidiva sejam diferentes em procedimentos de uma ou duas maxilas ou em osteotomias maxilares segmentares ou de uma só peça. Aumento da largura transversal da maxila O aumento da largura transversal da maxila pode ser efectuado através da expansão rápida do palato assistida cirurgicamente ou da segmentação de várias peças no momento da osteotomia Le Fort. Está além do escopo deste artigo discutir as indicações e limitações dos dois procedimentos. Basta dizer que, às vezes, o cirurgião e o ortodontista têm uma escolha e, outras vezes, um desses procedimentos é claramente preferencial. Com o limitado material disponível, entretanto, fica claro que a expansão palatina rápida assistida cirurgicamente é consideravelmente mais estável na manutenção do alargamento transversal da maxila. As taxas de recidiva da expansão palatina rápida assistida cirurgicamente, num seguimento médio de 28 meses, variam entre 8% e 14%, com uma média de 11% na região molar. Apenas um único estudo relatou a estabilidade da largura transversal após a osteotomia segmentar de Le Fort, com uma taxa média de recidiva de 49% na região molar num seguimento mínimo de 8 meses.

Distúrbios da articulação temporomandibular:

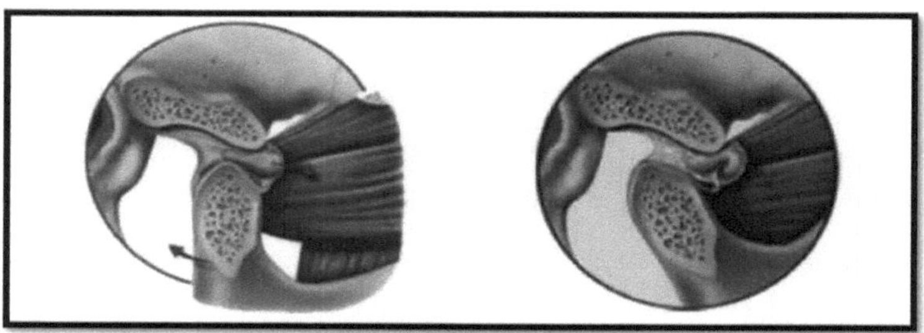

Figura 12: Alteração imediata/tardia da posição do côndilo na fossa glenoide após o estabelecimento cirúrgico de uma oclusão pré-planeada e fixação rígida de fragmentos ósseos, levando a uma alteração da oclusão

As desordens da articulação temporomandibular (DTMs) podem ocorrer após a cirurgia ortognática devido a alterações na biomecânica da articulação, má oclusão ou alterações nos tecidos moles. Os sintomas podem incluir dor, estalidos ou limitação do movimento da mandíbula. O tratamento multidisciplinar envolvendo cirurgiões orais e maxilofaciais, ortodontistas e fisioterapeutas é essencial para tratar as DTMs.

Embora muito tenha sido escrito sobre a correlação entre as desordens temporomandibulares (DTM) e a oclusão, o efeito da cirurgia ortognática nas DTM não tem recebido tanta atenção. É possível que muitos investigadores acreditem que a má oclusão desempenha algum papel nas DTM. Muitos dos estudos que correlacionaram a DTM e a cirurgia ortognática foram retrospectivos (com viés inerente) e carecem do controlo que é intrínseco a um ensaio clínico randomizado. Vários critérios clínicos, incluindo dor miofascial, dor capsular, ruídos articulares e amplitude de movimento, foram utilizados de forma inconsistente entre os estudos. As conclusões apresentadas neste artigo são o resultado de uma análise de muitos estudos díspares. Numerosos estudos suportam a noção de que a cirurgia ortognática diminui a prevalência geral de sinais e sintomas de DTM. Todos os estudos incluíram BSSO com a inclusão menos frequente de Le Fort I, osteotomias bimaxilares e TOVRO. No que diz respeito aos pacientes de cirurgia ortognática com DTM pré-existente, a melhoria subjectiva varia de 0% a 75%, com uma média de 18%. A melhoria objetiva varia entre 7% e 72%, com uma média de 48%. O agravamento subjetivo da DTM pré-existente varia entre 0% e 29%, com uma média de 13%. O agravamento objetivo foi relatado apenas num estudo, com uma média de 20%. Embora seja evidente que um grupo de pacientes com DTM pré-existente obtenha uma melhoria subjectiva e objetiva, um segundo grupo experimentará uma deterioração dos mesmos sinais e sintomas. Finalmente, um terceiro grupo de pacientes sem DTM pré-existente desenvolverá problemas. A variação registada é de 0% a 33%, com uma média de 18%. Existe a possibilidade de que o desenvolvimento de DTM após a cirurgia possa não estar relacionado com o procedimento cirúrgico. Um estudo comparativo mostrou um aumento na incidência de DTM num grupo de candidatos a cirurgia ortognática que optaram por não prosseguir com a cirurgia. Da mesma forma, é possível que pacientes cirúrgicos com DTM pré-existente apresentem uma melhora nos sinais e sintomas que não estão relacionados ao procedimento cirúrgico, mas sim à progressão natural do distúrbio. A fixação interna rígida foi utilizada em todos os estudos, embora alguns estudos também tenham utilizado a fixação intermaxilar para um grupo de pacientes. Não parece haver diferença no curso da DTM quando se compara a FIR com a fixação intermaxilar. Os pacientes submetidos a TOVRO foram tratados com fixação intermaxilar. O TOVRO com fixação intermaxilar e sem fixação interóssea teve melhor resultado do que o BSSO com fixação rígida. Não é claro se este facto se deve ao procedimento cirúrgico ou ao tipo de fixação. Tal como acontece com os dados de recidiva, isto pode indicar um posicionamento excessivamente zeloso do segmento proximal durante a BSSO no momento da cirurgia que "posterioriza" o côndilo na fossa e resulta num aumento da DTM.

Alterações esqueléticas e dentárias:

Podem ocorrer alterações esqueléticas e dentárias ao longo do tempo após a cirurgia ortognática, incluindo a remodelação do osso, alterações na posição dos dentes ou alterações na estética facial. Podem ser necessárias avaliações regulares de acompanhamento e ajustes ortodônticos para lidar com estas alterações e manter uma oclusão e harmonia facial óptimas. O traumatismo dentário provocado pela osteotomia Le Fort resulta normalmente de uma colocação incorrecta da osteotomia. Por exemplo, se a osteotomia horizontal da maxila for posicionada demasiado inferiormente, existe o risco de transecção dos ápices radiculares. É geralmente recomendado que estas osteotomias sejam planeadas pelo menos 5 mm acima dos ápices das raízes maxilares. Outras complicações que surgem estão relacionadas com as osteotomias segmentares maxilares que são utilizadas para nivelar o plano oclusal ou para a correção de discrepâncias transversais. É necessário um espaço adequado entre as raízes dos dentes nos locais das osteotomias verticais planeadas para permitir a cobertura óssea das raízes. Ao preparar o espaço ortodonticamente, deve ter-se o cuidado de não inclinar os dentes, mas sim de conseguir um movimento corporal. Um exame radiográfico cuidadoso do comprimento da raiz e da adequação do espaço em casos de osteotomias segmentares é essencial para evitar lesões dentárias no perioperatório. O desenho das superfícies radiculares nos moldes ou a utilização de software tridimensional para o planeamento da osteotomia também pode ajudar a diminuir estas potenciais complicações.

Embora a necrose pulpar após a osteotomia Le Fort seja invulgar, ela ocorre. Os tecidos pulpares cicatrizam espontaneamente, apesar de um suprimento sanguíneo prejudicado. O teste de vitalidade não é um indicador fiável de necrose pulpar porque entre 6% e 29% de todos os dentes permanecem insensíveis até 54 meses após a osteotomia. O tratamento endodôntico só deve ser indicado quando os sintomas clínicos ou as evidências radiográficas demonstrarem que ele é claramente necessário. Pode observar-se um escurecimento do incisivo maxilar ou uma cor rosada. Nas primeiras consultas pós-operatórias, é preferível esperar pelo menos 8 semanas antes de iniciar o tratamento endodôntico. Isto irá permitir uma possível revascularização e vitalização, que é frequentemente o caso com estes dentes. No entanto, se os dentes permanecerem não vitais, o tratamento endodôntico é essencial.

As complicações intra-operatórias específicas do próprio osso maxilar incluem fratura deficiente da maxila, incapacidade de mobilizar os segmentos para ganhar movimento anterior ou largura, e dificuldade em posicionar a maxila posterior ou superiormente.

As complicações dentárias da SARPE, quando se utilizam aparelhos suportados por dentes, incluem as complicações descritas para a ERM não cirúrgica. A compressão do ligamento periodontal, a reabsorção da raiz vestibular e a perfuração do córtex vestibular permanecem como riscos. Como o aparelho que proporciona a expansão está preso aos dentes, é possível que ocorra alguma inclinação e extrusão dentária, mas isso pode ser minimizado com um aparelho cromado de sobreposição ou um aparelho colado. A conveniência dos aparelhos com bandas, que permitem uma transição mais fácil para os aparelhos fixos, tem levado ao uso de mais aparelhos com bandas em casos de SARPE. Os aparelhos acrílicos colados também apresentam o risco de descolamento do aparelho, arriscando a perda ou recidiva da expansão obtida e não são recomendados para expansão cirúrgica. A complicação dentária ou periodontal mais comum na SARPE envolve os incisivos centrais superiores. Os riscos relatados incluem descoloração do dente, recessão gengival e perda óssea periodontal, que ocorreu em cerca de 15% da amostra relatada por Garib et al[2] 3. em 200552 e em 2006, Garib utilizou tomografias computadorizadas para avaliar áreas de reabsorção nas raízes de pré-molares e molares, quando esses dentes entraram em contacto com a placa cortical vestibular. Também é importante verificar se o parafuso está funcional e orientado na posição correta antes de cimentar na posição. Os problemas relacionados com o desenho do aparelho de ERM são raros, mas é possível que o aparelho se solte, que o parafuso se solte ou que o parafuso fique bloqueado

Insatisfação estética:

A insatisfação estética pode surgir após a cirurgia ortognática devido a percepções subjectivas da aparência facial, assimetria ou alterações dos tecidos moles. O aconselhamento do doente, as expectativas realistas e a simulação pré-operatória dos resultados cirúrgicos são essenciais para gerir as preocupações estéticas e otimizar a satisfação do doente.[41]

Deformidade do nariz:

O mau posicionamento do septo pode ocorrer durante a osteotomia de LeFort e causar um desvio nasal. Uma possível razão para um desvio do septo cartilagíneo após uma osteotomia maxilar é a deslocação por um cuff parcialmente desinsuflado durante a extubação. A inspeção manual das narinas após a extubação é importante, mas muitas vezes esquecida.[23] A ventilação nasal geralmente melhora após a cirurgia ortognática. A razão mais comum para o desvio naso-septal no pós-operatório é a compressão ou deslocamento devido à remoção óssea inadequada da crista nasal da maxila ou ao corte inadequado do septo cartilaginoso.

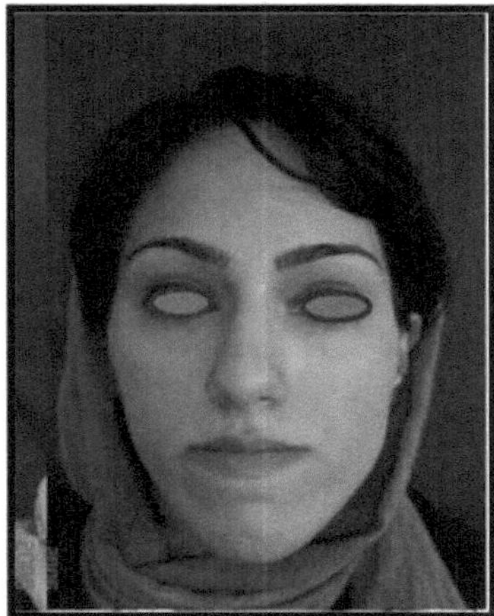

Figura 13: Desvio nasal grave após osteotomia de LeFort I

1) Alargamento do nariz

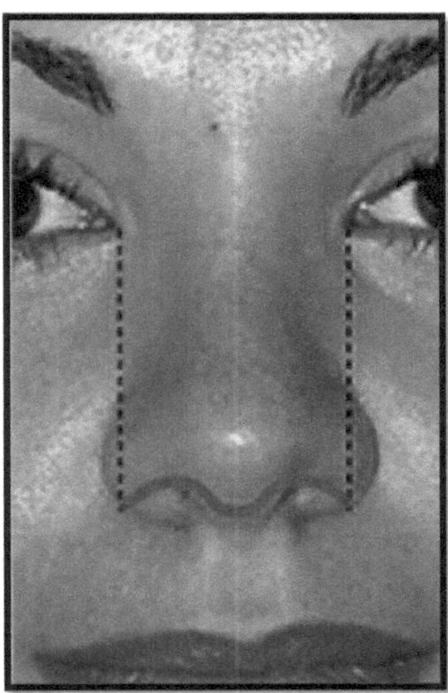

Figura 14: Alargamento nasal grave após cirurgia ortognática

O alargamento do nariz é frequentemente observado após cirurgia ortognática, durante a qual o septo nasal e a cartilagem alar são afectados pela impactação superior ou pelo avanço da maxila. O alargamento do nariz pode ser minimizado através da realização de uma sutura alar cinch que fixa firmemente o tecido fibroareolar alar bilateral na direção medial. No entanto, muitos estudos relataram a falta de eficácia dessa técnica de sutura e afirmaram que ela impede o movimento medial da asa do nariz na qual um tubo de intubação nasotraqueal é inserido.[51,52] Uma técnica modificada de sutura alar cinch, que é usada para mover os tecidos fibroareolares alares bilaterais individualmente, foi introduzida para superar essas deficiências. Os académicos afirmaram que, embora sejam utilizados pontos durante a sutura intra-oral do tecido fibroareolar, a sutura efectuada fora da cavidade oral conduz a resultados mais previsíveis e estáveis, uma vez que abrange uma maior área de superfície de tecido.[53]

2) Desvio nasal

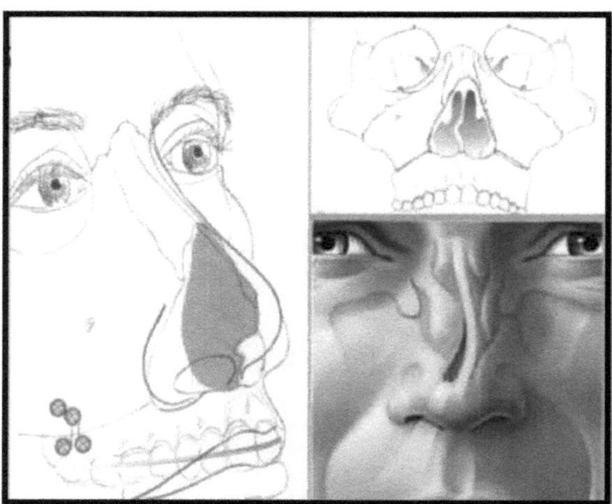

Figura 15: Desvio nasal causado durante a extubação

As causas do desvio nasal incluem a deslocação dos segmentos maxilares, a pressão criada pela entubação nasotraqueal e a deslocação da cartilagem quadrangular por um cuff incompletamente desinsuflado durante a extubação. Durante o reposicionamento superior da maxila, deve ser feita uma redução do septo de pelo menos 3 mm para evitar o desvio nasal. Procedimentos corretivos como a redução nasal com pinça, septoplastia e fixação da porção caudal do septo ao septo nasal anterior através de sutura em figura de 8 foram introduzidos para os casos em que o desvio nasal ocorre.[55]

Impacto psicológico:

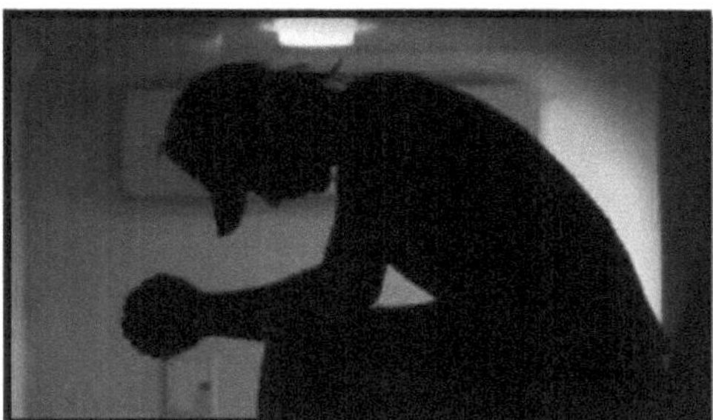

Figura 16: Mostra uma pessoa com depressão após cirurgia ortognática

A cirurgia ortognática pode ter um impacto psicológico significativo nos pacientes, particularmente nos adolescentes e adultos jovens, devido a alterações na autoimagem, nas interações sociais e na perceção da imagem corporal. A avaliação psicológica pré-operatória, o aconselhamento e os grupos de apoio podem ajudar a resolver as preocupações psicossociais e a melhorar o bem-estar do doente. A cirurgia ortognática é capaz de melhorar drasticamente vários parâmetros psicológicos, mas, por outro lado, tem sido relatado que, por vezes, tem um impacto negativo. Uma revisão de Cunningham et al apresentou um caso de uma paciente de 26 anos de idade que foi submetida a um procedimento bimaxilar para tratar uma mandíbula retrusiva. Após a cirurgia, a paciente e sua mãe descreveram problemas de adaptação à nova situação. Os pais da paciente divorciaram-se vários meses depois, alegadamente devido ao facto de não estarem preparados para os resultados da cirurgia, tanto em termos do período de cicatrização como das mudanças de personalidade da filha. A desordem de conversão (uma desordem em que os sintomas neurológicos ocorrem sem causa neurológica orgânica, sendo o stress o responsável) tem sido relatada após a cirurgia ortognática.[26] A depressão é considerada relativamente frequente entre os pacientes ortognáticos no pós-operatório, tal como acontece com muitos outros procedimentos cirúrgicos,[18] especialmente quando o IMF é utilizado. O "blues dos 4 dias" é um fenómeno bem reconhecido e comum, embora não se pense que a maioria desses casos represente uma verdadeira depressão clínica; a sua incidência, no entanto, parece ser subestimada. Um estudo realizado por Kiyak et al. sobre o impacto emocional da cirurgia ortognática revelou pontuações significativamente mais elevadas de tensão e fadiga imediatamente após a cirurgia do que os controlos não cirúrgicos e um aumento da raiva-hostilidade que demorou até 5 meses a diminuir. Verificou-se que o desconforto pós-cirúrgico, a dor e as perturbações neurológicas se correlacionavam com um estado emocional alterado pós-cirúrgico.

Complicações oftálmicas:

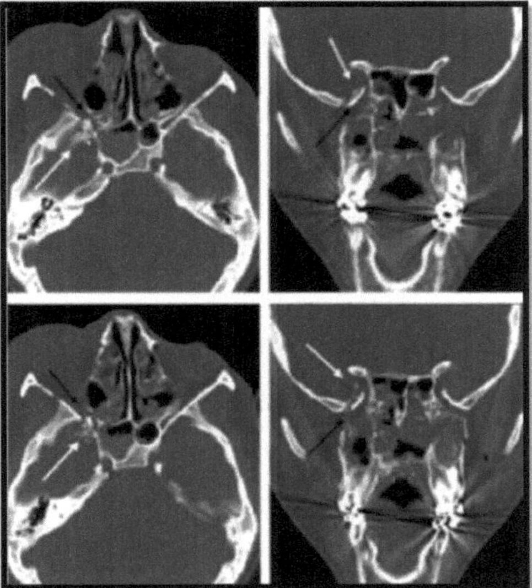

Figura 17: Fragmentos ósseos na fissura orbital inferior

A ausência de lacrimejamento tem sido relatada após a osteotomia Le Fort I. [39,40,52] Várias explicações foram propostas, incluindo danos aos nervos petrosos maiores ou vidianos, que poderiam interromper o suprimento parassimpático para a glândula lacrimal. [40] No caso relatado por Tomasetti et al, [52] a recuperação estava completa aos 8 meses de pós-operatório. Por outro lado, tem sido relatado lacrimejamento excessivo, em alguns casos identificado como relacionado à lesão do ducto nasolacrimal. A hemolacria (sangramento dos pontos lacrimais) foi relatada por Humber et al[44] em 2 pacientes, ambos após avanços de Le Fort I. Pensou-se que isso fosse resultado de um pequeno trauma cirúrgico nos vasos da parede nasal acompanhado de uma pequena laceração no ducto nasolacrimal. O sangramento ocorreu logo após a cirurgia em 1 paciente, que foi tratado com tamponamento nasal, e 8 dias de pós-operatório em outro, que foi tratado conservadoramente. Uma revisão de Newlands et al[45] identificou 5 casos de paralisia abducente, 3 casos de paralisia oculomotora e 1 caso em que ambas as paralisias estavam presentes conjuntamente. Outros casos de paralisia do abducente foram relatados. A maioria apresentou-se imediatamente após a cirurgia, embora tenham sido relatados casos até 5 dias de pós-operatório. Bendor-Samuel et al relataram um caso de paralisia oculomotora após uma osteotomia Le Fort I em um paciente com fissura, com evidência de TC de trombose do seio cavernoso e hemorragia subaracnóidea. A recuperação foi quase completa aos 12 meses, com oftalmoplegia residual ao olhar para cima no olho afetado. Os outros casos relatados de paralisia oculomotora foram atribuídos a força transmitida ou hematoma. Hanu-Cernat e Hall relataram uma paralisia completa isolada do abducente[29] que ocorreu 5 dias após uma osteotomia Le Fort I. Esta era unilateral do lado direito, com a TC a mostrar uma fratura da placa pterigoide direita e sangue no lado direito do seio esfenoidal. Durante um período de 6 semanas, sem qualquer intervenção, registou-se uma recuperação completa. Postulou-se que a causa poderia ter sido a compressão ou distração do VI nervo craniano devido a uma suspeita de fratura capilar no seio esfenoidal que se estendia em direção à órbita e causava uma deslocação temporária. Watts descreveu um caso de uma doente de 18 anos de idade em que se desenvolveu uma paralisia do nervo abducente do lado direito no primeiro dia de pós-operatório após uma osteotomia padrão Le Fort I, que demorou 7 semanas a resolver. As causas postuladas de paralisia do abducente noutros casos de Le Fort I incluem trauma direto no aspeto medial do seio cavernoso e um aneurisma carotídeo pré-existente. A revisão de Newlands et al. também apresentou um caso de paralisia oculomotora e abducente simultâneas. Numa doente de 33 anos, submetida a uma impactação maxilar Le Fort I, desenvolveu-se uma ptose completa do lado esquerdo e uma oftalmoplegia quase completa do lado esquerdo, com preservação dos reflexos pupilares, nas primeiras 24 horas de pós-operatório. A função oculomotora recuperou em 1 semana e a abducente em 10 semanas. Pensa-se que a fratura na fissura orbital superior tenha sido a causa. Este parece ser apenas o segundo relato

de tais paralisias ocorrendo simultaneamente após esta cirurgia. Nove casos de cegueira podem ser encontrados na literatura. Lanigan et al[6] realizaram um inquérito a cirurgiões orais e maxilofaciais (OMSs) da América do Norte, tendo recebido cerca de 800 respostas. Entre elas, foram identificados 2 casos de cegueira. Um deles envolveu uma paciente de 33 anos de idade que, na manhã seguinte a uma osteotomia Le Fort I e BSSO, queixou-se de cegueira do lado direito. Verificou-se que a doente não tinha perceção da luz nesse olho, tinha uma pupila dilatada fixa com reflexo de luz consensual reduzido e paralisia parcial do III nervo craniano. Pensou-se que a causa fosse uma fratura da base do crânio relacionada com disjunção pterigoide alta devido a osso espesso de uma osteotomia anterior. A TAC mostrou um fragmento ósseo muito próximo ou no nervo ótico canalicular. As altas doses de esteróides não resolveram o problema e a cegueira persistiu. Outro doente tinha visão limitada à contagem de dedos após osteotomia Le Fort I e genioplastia. Um grupo de cirurgiões de Taiwan descreveu 2 casos de cegueira, ambos relacionados com a osteotomia Le Fort I. Uma menina de 11 anos de idade com fenda labial e palatina bilateral e hipoplasia do terço médio da face foi submetida a osteotomia Le Fort I com colocação de um dispositivo distrator externo. No segundo dia de pós-operatório, a paciente queixou-se de cegueira total do lado direito. Não havia perceção da luz e o reflexo pupilar direto estava ausente. A impressão clínica foi de neuropatia ótica traumática direita. A TC mostrou hemorragia subaracnóidea nas cisternas basal e subpontina. A angiografia mostrou um aneurisma roto na junção das artérias basilar e cerebral posterior direita e outro no segmento oftálmico da artéria carótida interna. Não foi possível confirmar uma origem traumática para estes aneurismas, mas pensou-se que seriam responsáveis pela cegueira deste doente, que apenas teve perceção luminosa 3 meses depois. O segundo caso envolveu um rapaz de 12 anos com fenda labial e palatina do lado esquerdo, que foi submetido a uma osteotomia Le Fort I. Queixou-se de perda de visão no lado esquerdo da boca. Queixava-se de perda de visão no olho esquerdo. Apresentava também uma paralisia do abducente direito, embora a TAC e a ressonância magnética não tenham dado qualquer explicação. A recuperação foi limitada à visão dos movimentos da mão a 50 cm após 2 anos. Bendor-Samuel et al relataram cegueira com recuperação parcial num doente do sexo masculino de 30 anos após um segundo procedimento Le Fort I. A cegueira completa do olho direito foi registada no pós-operatório com uma pupila de Marcus Gunn. A TC mostrou evidência de inchaço do nervo ótico e fratura da base do crânio. Um caso relatado por Cheng et al em 2007 ocorreu num doente com hipoplasia da artéria carótida interna esquerda. A perceção da luz e os reflexos pupilares estavam ausentes imediatamente após Le Fort I e osteotomias intra-orais verticais do ramo subsigmóide. Neste doente desenvolveram-se insónias e ansiedade com comportamento não cooperante e regressivo. Ocorreram também efeitos motores extrapiramidais. A ressonância magnética mostrou hipóxia dos gânglios basais, não tendo sido detectado sinal da artéria carótida interna. Foi feito o diagnóstico de lesão hipóxica dos gânglios basais e do nervo ótico, que se resolveu gradualmente. Dos 9 casos de cegueira relatados, 5 foram de causa desconhecida, sendo que 1 foi devido a aneurisma arterial, 2 foram atribuídos à propagação da fratura da disjunção pterigomaxilar pela base do crânio (como investigado por Girotto et al), e 1 foi devido a hipoperfusão do nervo ótico.45 Não houve recuperação em 3 casos, a perceção da luz voltou em 3, os movimentos da mão eram visíveis em 1, os dedos podiam ser contados em 1, e a acuidade visual mostrou muita melhoria em 1. A pupila de Adie foi relatada no primeiro dia de pós-operatório após um procedimento Le Fort I por Sirikumara e Sugar; no entanto, não ficou claro se havia alguma relação causal ou se era apenas coincidência. 46 descreveram um caso de hemorragia retrobulbar cujos sinais foram notados quando os campos cirúrgicos foram retirados no final de um procedimento de avanço Le Fort I. Foi solicitada uma opinião oftalmológica e realizada uma cantotomia lateral. Li et al. publicaram mais um caso de síndrome compartimental orbitário agudo devido a hemorragia retrobulbar numa mulher de 34 anos submetida a osteotomias maxilares segmentares posteriores bilaterais. Foi observado edema palpebral e proptose do olho esquerdo aquando da remoção dos campos cirúrgicos no final da operação e, apesar da terapêutica com esteróides megadose, manitol e cantotomia lateral, a doente nunca recuperou a acuidade ocular útil.

<u>Complicações esqueléticas/ósseas</u>

OSTEONECROSE DO MAXILAR

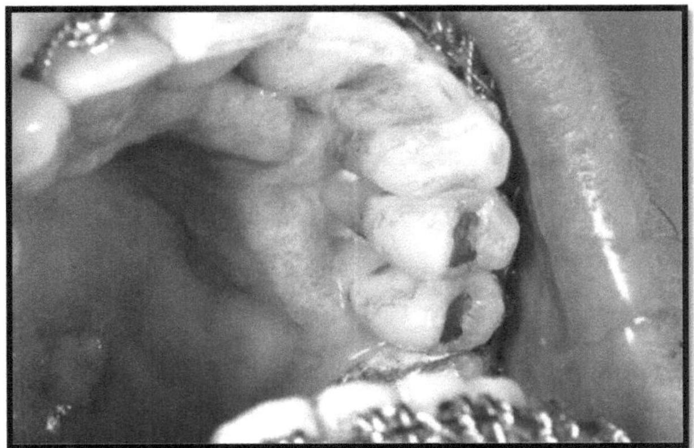

Figura 18: Aspeto inicial da necrose asséptica da maxila no sétimo dia pós-operatório

Existem vários relatos anedóticos, mas ao contrário do mito popular, não parece existir na língua inglesa um relato publicado de necrose de um maxilar inteiro. Um inquérito aos OMSs nos Estados Unidos, realizado por Sher[53] , do qual foram recebidas 35 respostas, identificou 1 caso de "maxila descolada (inteira)", embora não sejam fornecidos pormenores. Existem vários casos publicados de necrose parcial. Uma revisão feita por Lanigan et al[40] identificou 51 desses casos, dos quais 36 foram detalhados no artigo. A extensão da necrose variou desde apenas as polpas dos incisivos centrais superiores até toda a crista alveolar e toda a pré-maxila. Vários outros padrões foram observados entre esses extremos, incluindo apenas o segmento pré-molar e o rebordo alveolar de apenas um lado. Pedeira et al[54] relataram um caso de necrose asséptica maxilar em uma paciente de meia-idade, fumante, submetida a uma osteotomia Le Fort I e BSSO, que foi tratada com sucesso com oxigênio hiperbárico. A extensão exacta da necrose não é descrita, mas a mucosa que recobria a maxila foi descrita como isquémica, com recessão gengival maxilar generalizada e uma úlcera no lado esquerdo do palato duro no sétimo dia de pós-operatório, com resolução completa ao 22º dia. Singh et al[55] relataram um caso de necrose quase total do alvéolo maxilar após osteotomia Le Fort I e aumento com enxerto de costela, que foi visto e tratado cerca de 8 anos após o procedimento, que havia sido realizado por outra especialidade. Refere-se que a maior parte do rebordo alveolar e dos dentes teve de ser removida, tendo o tratamento envolvido oxigenoterapia hiperbárica, enxerto de crista ilíaca e prótese implanto-suportada.

AVULSÃO DO MAXILAR

Bendor-Samuel et al[41] descreveram um caso de avulsão da hemi-maxila esquerda e do palato num doente de 20 anos de idade, do sexo masculino, com fenda labial e palatina bilateral reparada, submetido a uma osteotomia Le Fort I com enxerto ósseo da crista ilíaca. O descolamento excessivo da mucosa através do que era presumivelmente uma incisão em ferradura permitiu que todo o segmento ósseo esquerdo, juntamente com o segmento dentoalveolar e a gengiva aderente, fosse completamente destacado e avulsionado. Após a remoção da gengiva aderente, o segmento foi recolocado na posição anterior à osteotomia, com o lado direito a ser avançado conforme planeado. O segmento avulsionado sobreviveu, e não foi efectuada mais nenhuma cirurgia.

OSTEONECROSE DA MANDÍBULA

Seis relatos de casos foram localizados através de uma revisão da necrose asséptica mandibular em 1990.[40] Dois deles foram publicados como histórias de casos, um após BSSO e o outro após BSSO com genioplastia. No primeiro caso, a paciente era uma mulher de 38 anos de idade, sem fatores médicos predisponentes. Uma cintilografia óssea com tecnécio mostrou uma grande área avascular num dos lados, a partir dos pré-molares, posteriormente, incluindo todo o ramo, exceto as áreas do coronoide e do colo do côndilo. O tratamento com oxigénio hiperbárico e antibioterapia levou a que apenas um pedaço de osso de 5 mm acabasse por ser sequestrado. Pensa-se que a causa tenha sido o descolamento excessivo do sling pterigomassetérico. Neste último caso, foi efectuado um avanço de 14 mm do fragmento genial ainda preso à sua musculatura lingual. Durante a remoção dos fios de fixação numa data posterior, toda esta peça de osso foi avulsionada. Foi substituído e serviu efetivamente como enxerto ósseo livre. A dimensão do avanço terá levado à perda das ligações musculares. Um outro caso restrito à mandíbula anterior foi relatado em 1972[56] . A luxação dos côndilos foi relatada por Weinberg et al[57] como um caso de uma mulher de 18 anos que se apresentou após uma queda, uma semana depois de osteotomias subcondilares extra-orais bilaterais. Os sintomas da paciente não são descritos, mas as radiografias mostraram deslocamento anterior do côndilo direito, apesar de a oclusão dentária ser a mesma do pós-operatório imediato. Essa posição condilar persistiu, embora tenha sido observada extensa remodelação. Pensou-se que esta luxação poderia ter sido introduzida de forma iatrogénica durante a cirurgia. A reabsorção condilar é uma complicação incomum conhecida da cirurgia ortognática, levando à recidiva. A terminologia é confusa, sendo a condição descrita como reabsorção condilar progressiva ou idiopática ou como atrofia condilar. O termo "idiopático" não se aplica neste caso, uma vez que a cirurgia pode ser identificada como um fator precipitante. A diferenciação entre estes termos distintos não é clara. A condição está bem representada na literatura, mas existem poucos números de incidência relacionados com a cirurgia ortognática. Scheerlinck et al. relataram uma incidência de 7,5% após BSSO em 106 pacientes. Uma amostra maior de 222 pacientes com BSSO estudados por Bortslap et al, usando critérios rígidos de diagnóstico, citou 4% em 2 anos de pós-operatório. Todos os pacientes do grupo de reabsorção apresentaram recidiva clinicamente mensurável. Uma revisão de estudos previamente publicados por Gill et al.80 identificou fatores de risco para isso, incluindo sexo feminino, retrognatismo mandibular associado a um aumento do ângulo do plano maxilar-mandibular, reabsorção condilar pré-existente e cirurgia incluindo deslocamento posterior dos côndilos ou rotação para cima e para frente da mandíbula. As supostas causas dessa complicação são a remodelação do complexo côndilo- fossa em resposta a padrões de carga alterados ou o comprometimento da vasculatura da articulação temporomandibular induzindo necrose avascular, levando assim à reabsorção condilar. 81 Foram relatados casos descritos como atrofia condilar, incluindo um associado à osteoartrose da articulação temporomandibular após cirurgia bimaxilar. Pode ser uma condição de difícil manejo, com várias abordagens descritas, incluindo tratamento não cirúrgico com talas, ortodontia ou odontologia restauradora ou procedimentos cirúrgicos repetidos, incluindo substituição da articulação. A fístula liquórica após cirurgia ortognática é um evento muito raro, com apenas 2 casos relatados na literatura. Gruber et al.[2] [3] relataram um caso em uma mulher de 19 anos de idade, submetida a impactação Le Fort I e BSSO, que apresentou fístula liquórica pela narina aos 3 dias de pós-operatório, que se resolveu após a colocação de um dreno lombar. A desarticulação vómero-esfenoidal foi relatada uma vez, por Smith e Heggie.[43] Em paciente do sexo feminino, 20 anos, saudável, submetida à cirurgia bimaxilar para correção de uma relação esquelética de Classe III, o vômer permaneceu articulado com a maxila após a fratura para baixo. Subsequentemente, durante a utilização de rongeurs para reduzir uma peça irregular do septo nasal, o vómer foi inesperadamente retirado. Não foi substituído e não foram registadas consequências adversas, sendo que a causa do

complicação sugerida como deslizamento do osteótomo durante a secção do septo cartilaginoso.

Complicações anestésicas

A hiperpirexia maligna foi relatada durante um procedimento de osteotomia segmentar. Sabe-se que os procedimentos odontológicos podem atuar como gatilho para tal evento, que envolve uma anormalidade do metabolismo muscular, de origem genética, manifestando-se como contração muscular esquelética generalizada, hipercatabolismo e hipertermia após exposição a agentes anestésicos voláteis ou cloreto de succinilcolina. Trata-se de uma doença grave, que requer um tratamento agressivo. No caso relatado por Monaghan e Hindle, a cirurgia foi interrompida 70 minutos após o início da operação, e a hiperpirexia maligna foi diagnosticada por uma combinação de taquicardia de 160 batimentos/minuto, exsudação venosa cianótica e pele visivelmente quente. Outro caso foi relatado por Laureano et al. A hérnia do manguito do tubo das vias aéreas, levando à oclusão do lúmen do tubo, foi relatada durante um procedimento de osteotomia, embora não tenha sido necessário interromper a operação. Foi relatado o seccionamento do tubo endotraqueal, um evento obviamente capaz de produzir graves dificuldades ventilatórias intra-operatórias. Pagar et al. relataram 2 casos de tal evento, durante os quais os tubos para o cuff e os próprios tubos endotraqueais foram cortados de forma incompleta, embora não a ponto de ser necessária a reintubação. Chua et al. descreveram um caso de granuloma de contacto das cordas vocais, relacionado com a necrose por pressão da mucosa sobrejacente aos processos vocais das cartilagens aritenoides, provocada por um tubo endotraqueal in situ durante 4 horas, durante um procedimento ortognático. Existe apenas 1 outro relato desta complicação, que por si só é rara, durante procedimentos ortognáticos. Nódulos bilaterais nas aritenóides em 1 paciente foram diagnosticados como granulomas de contacto após uma intubação de 3,5 horas para um procedimento ortognático. Kademani et al. relataram edema pulmonar agudo intra-operatório em uma paciente de 16 anos submetida a BSSO. A indução com propofol foi realizada após a administração de diazepam, vecurônio, cefazolina e dexametasona. Dez minutos após o início do procedimento, desenvolveu-se hipertensão aguda, seguida de exsudado espumoso cor-de-rosa no interior do tubo endotraqueal. A radiografia de tórax intra-operatória mostrou edema pulmonar fulminante e o eletrocardiograma mostrou taquicardia sinusal. Foram efectuadas tentativas farmacológicas para resolver a situação, tendo a normotensão sido restabelecida nos 30 minutos seguintes. A recuperação foi total. Sugeriu-se que a hipertensão inicial estivesse relacionada com a adrenalina presente no anestésico local, tendo o edema pulmonar sido precipitado por uma infusão intravenosa de esmolol administrada na tentativa de reduzir a pressão arterial. Este tipo de evento em anestesia é muito raro. Aziz et al1 relataram um caso de dispneia aguda pós-operatória numa doente de 18 anos submetida a Le Fort I e osteotomia vertical do ramo subsigmoide (VSRO), que se apresentou no pós-operatório imediato. O mecanismo terá sido uma atelectasia do lobo médio e inferior direito devido a obstrução por material aspirado. STEEL E COPE 1685 O'Ryan e Ebker129 relataram uma apnéia de 9 horas de duração em paciente saudável do sexo feminino, após procedimento ortognático, que foi constatada como sendo devida a um defeito qualitativo e quantitativo da enzima colinesterase, de origem genética. As anestesias gerais anteriores haviam ocorrido sem intercorrências. Pneumomediastino e pneumotórax foram relatados raramente como complicações.130-135 Edwards et al detalharam 2 casos ocorridos após cirurgia ortognática. Ambos envolveram mulheres jovens (16 e 21 anos de idade) submetidas a osteotomias Le Fort I (uma delas também foi submetida a uma BSSO e genioplastia). Na primeira paciente, o desconforto respiratório desenvolveu-se 14 horas após a cirurgia, e as investigações mostraram um colapso mínimo do pulmão esquerdo. A rutura alveolar causada pela elevada pressão intra-alveolar resultante dos tampões de muco e a ventilação com um Ambubag (Ambu A/S, Baltorpbakken, Dinamarca) foi sugerida como explicação. O segundo caso apresentou-se de forma semelhante, com um pneumotórax apical esquerdo e um certo grau de enfisema subcutâneo, que foi relatado noutro local. Em ambos os casos, a situação resolveu-se espontaneamente. Goodson et al. relataram o colapso completo do pulmão esquerdo devido a pneumotórax espontâneo e, em 2010, relataram pneumotórax bilateral e pneumomediastino após ventilação com pressão positiva. Um caso de enfisema mediastinal após osteotomia Le Fort I foi relatado em 1986. Em uma revisão da literatura sobre o assunto, McKenzie e Rosenberg localizaram 2 casos de enfisema subcutâneo cirúrgico decorrentes de cirurgia ortognática.

Reposicionamento maxilar incorreto:

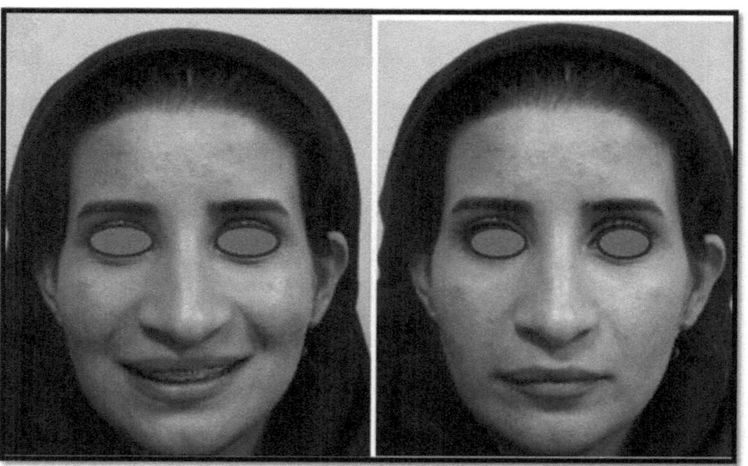

Figura 19: Sobrecorrecção após reposicionamento superior do maxilar

Vários factores são responsáveis por um reposicionamento incorreto da maxila, tais como a ausência de uma discrepância entre a relação cêntrica e a oclusão cêntrica no pré-operatório, a incapacidade de alcançar a posição desejada da maxila durante a cirurgia isolada da maxila, a incapacidade de assentar o côndilo devido à remoção inadequada da interferência óssea posterior e o posicionamento vertical incorreto. O posicionamento inadequado da maxila pode ocorrer na correção do excesso vertical da maxila. Em um estudo realizado pelo primeiro autor, a incidência de subcorreção (25%) foi maior do que a de sobrecorreção (7,5%). Considerou-se como ponto de corte cinco milímetros para a mostra dentária em repouso e 15 mm no sorriso máximo. Quando a mostra dentária em repouso foi superior a 5mm no pré-cirúrgico, 50,5% das previsões clínicas não acompanharam os resultados clínicos, e 75% das previsões clínicas revelaram os mesmos resultados quando a mostra dentária foi inferior a 5mm. Quando a quantidade de dentes à mostra no sorriso máximo era superior a 15 mm pré-cirúrgico, 75% das previsões clínicas não seguiram os resultados clínicos, e 25% das previsões encontraram os mesmos resultados quando o sorriso máximo era inferior a 15 mm. As previsões clínicas baseadas na apresentação do dente em repouso e no sorriso máximo não tiveram uma correlação fiável com os resultados clínicos no reposicionamento superior da maxila. O risco de erros nas previsões aumentou quando a quantidade de reposicionamento superior da maxila aumentou. Geralmente, os cirurgiões tinham uma tendência para sub-corrigir em vez de sobre-corrigir. Além disso, a previsão clínica é utilizada como diretriz por muitos cirurgiões, e pode estar associada a resultados clínicos variáveis.

Sinusite maxilar:

A sinusite após osteotomia LeFort I é pouco frequente, com uma incidência de complicações sépticas de 0,5-4,8%. As possíveis explicações para a sinusite maxilar pós-operatória após a osteotomia LeFort I foram a doença sinusal pré-existente ou fragmentos ósseos não viáveis deixados no seio maxilar. Um estudo recente de Valestar et al. mostrou que o procedimento de LeFort I não influenciou as queixas físicas ou mentais já existentes, e a ventilação nasal não foi afetada negativamente. No entanto, a avaliação da patologia sino-nasal deve ser enfatizada na avaliação pré-operatória. Um estudo recente de Nocini et al. sugeriu que as osteotomias LeFort I podem afetar o seio maxilar. As vistas radiológicas pós-operatórias do seio maxilar mostraram inflamação e sintomas de rinossinusite após osteotomias LeFort. Estudos maiores a longo prazo são necessários para esclarecer os resultados e as complicações pós-operatórias.

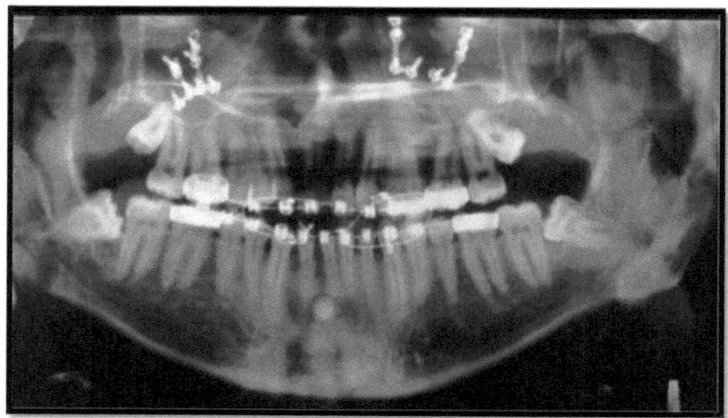

Fig.20 Sinusite maxilar após osteotomia de LeFort I

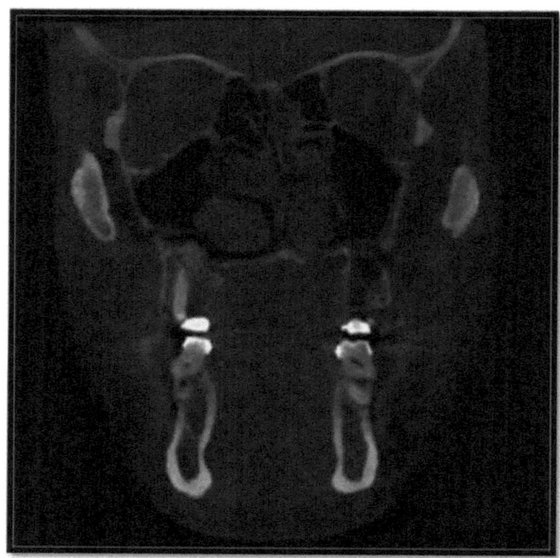

Figura 21: Achados radiológicos: tomografia computorizada pós-operatória mostrando a interrupção das paredes mediais

Insuficiência velofaríngea:

Uma consequência potencial bem conhecida da cirurgia ortognática no paciente com fissura de palato é a propagação da insuficiência velofaríngea (IVF) com o avanço da maxila. Embora esses pacientes possam ter sido previamente submetidos a um reparo satisfatório do palato, o complexo velofaríngeo pode não funcionar adequadamente para criar uma separação selada entre a nasofaringe e a orofaringe durante a fala. Esta disfunção do complexo faz com que o ar possa ser expelido por via nasal durante a fala, provocando uma fala hipernasal e várias anomalias da articulação. É preferível fazer um rastreio destes doentes antes da cirurgia e ter os diagnósticos adequados documentados. Trabalhar com um fonoaudiólogo ao longo do tratamento pode ser benéfico e tranquilizador para todos os envolvidos. O avanço da maxila em pacientes não esquerdos não cria este mesmo problema, devido à sua capacidade adequada de compensar a nova posição do palato mole. Os efeitos sobre o complexo velofaríngeo após um avanço maxilar Le Fort foram amplamente pesquisados. Watzke et al. não encontraram correlação entre a quantidade de avanço maxilar e a função velofaríngea em pacientes com fissura. No entanto, a deterioração velofaríngea pode ser esperada num paciente com função de linha de fronteira pré-existente antes do avanço maxilar. A possibilidade de piora da fala hipernasal após a cirurgia deve ser adequadamente comunicada ao paciente antes da cirurgia. McComb e colaboradores [104] demonstraram que a análise cefalométrica do comprimento do palato e da profundidade da faringe no pré-operatório pode ajudar a prever quais pacientes com fissura sofreriam de IPV pós-ortognática, necessitando de cirurgia adicional para sua correção. Costello et al. observaram que, para a grande maioria desses pacientes, a resolução gradual de seu IPV deve ser esperada nos primeiros 6 meses após a cirurgia. Por essa razão, os autores defendem que se espere pelo menos 6 meses antes de se proceder a qualquer correção cirúrgica da

complexo velofaríngeo. Para os doentes com IPV persistente durante mais de 6 meses a um ano, apesar da terapia da fala, pode ser efectuado um diagnóstico imagiológico adicional com naso-endoscopia ou videofluoroscopia. Se a IPV for extensa e não melhorar, a opção cirúrgica que pode ser adequada é um retalho faríngeo ou uma faringoplastia do esfíncter.

Reflexo trigeminocardíaco:

Complicações cardíacas como assistolia, bradicardia e disritmias cardíacas podem ocorrer durante cirurgias oftálmicas ou maxilofaciais e podem ser letais em casos raros. A taxa dessas complicações durante a cirurgia maxilofacial foi relatada como sendo de 1,6%. A estimulação do ramo maxilar do nervo trigémeo, do nervo palatino maior ou do nervo alveolar superior posterior leva à estimulação do nervo vago, o que ativa o sistema nervoso parassimpático e, consequentemente, leva à disritmia. O risco de bradicardia reflexa durante a cirurgia maxilofacial que envolve a estimulação do nervo trigémeo deve ser considerado. Na maioria dos casos, a frequência cardíaca e a pressão arterial voltam ao normal e a arritmia desaparece após a interrupção temporária da cirurgia. Quando a bradicardia acompanhada de bradicardia refractária, assistolia e hipotensão persiste, são injectados fármacos anticolinérgicos (atropina 0,2-1,0 mg, glicopirrolato 0,1-0,4 mg).

Pseudoaneurisma:

O pseudoaneurisma (fístula arteriovenosa) é definido como uma dilatação focal anormal de uma parede arterial. É um tipo de falso aneurisma que faz com que os vasos sanguíneos sejam compostos por tecido fibroso. O pseudoaneurisma raramente se desenvolve após cirurgia ortognática e pode causar sintomas como inchaço facial, hemorragia tardia e desenvolvimento de uma massa mole pulsátil. Vasos sanguíneos de grande calibre, como a artéria maxilar na região da incisura sigmoide, a artéria facial na região posterior do corpo mandibular e a artéria alveolar inferior, apresentam alto risco de pseudoaneurismas. Se a hemorragia não puder ser controlada com sucesso através de exploração cirúrgica e ligadura do vaso, deve ser efectuado um tratamento radiográfico de intervenção, como a embolização.

Desarticulação vómero-esfenoidal:

A desarticulação vómero-esfenoidal pode resultar da utilização incorrecta do osteótomo septal ou da utilização do osteótomo septal na direção errada durante a osteotomia da maxila. O osteótomo deve ser utilizado com precisão ao longo do pavimento nasal. A resistência óssea pode ser sentida quando o osteótomo está em contacto com o vómer. Se for observada mobilidade do vómer após a fratura do maxilar para baixo, o maxilar é deixado na sua posição atual. Uma ressecção excessiva do maxilar pode aumentar o risco de laceração da membrana mucosa e de hemorragia. No entanto, a maxila não tem de ser reposicionada no seu local original se o vómer tiver sido completamente separado. A perda grave de função não ocorre mesmo após a remoção do vómer.

Ausência de rasgões:

Foi realizada osteotomia Le Fort I com enxerto de osso ilíaco em paciente do sexo feminino, 24 anos, com retrusão maxilar. Dois dias após a cirurgia, observou-se que os líquidos ingeridos através de canudos saíam pelo nariz. Três dias após a cirurgia, observou-se ausência de lacrimejamento no olho esquerdo, porém sem disfunção visual ou motora. Com base no exame oftalmológico, foi diagnosticada lesão das fibras parassimpáticas da glândula lacrimal. O doente foi também informado de que a lacrimação recuperaria ao longo de alguns meses, tendo-lhe sido recomendado o uso de lágrimas artificiais entretanto. Uma possível causa do dano foi a fratura da placa pterigoide no lado afetado, que subsequentemente danificou as fibras não mielinizadas para a glândula lacrimal.

Ressonar ou apneia obstrutiva do sono:

O ressonar ou a apneia obstrutiva do sono (AOS) podem desenvolver-se após a cirurgia ortognática, uma vez que a posição do osso hioide se altera e a via aérea se torna mais estreita, tendo sido registados alguns casos.[21,26] O movimento posterior da mandíbula por uma grande distância pode levar ao desenvolvimento de AOS numa idade mais avançada, e requer uma monitorização pós-operatória consistente. Além disso, quando a distância de recuo da mandíbula é grande, pode ser considerada a cirurgia de maxilar duplo, na qual é efectuado o avanço anterior da maxila.[18,26] No entanto, numerosos estudos referem que a cirurgia ortognática não afecta significativamente as vias aéreas e que não induz o ressonar ou a AOS.[11,19] Os cirurgiões orais e maxilofaciais devem ter pleno conhecimento da possibilidade de desenvolvimento de ronco ou

AOS no pós-operatório e dos seus métodos de tratamento (tratamento conservador e/ou cirúrgico).

Problema de audição:

A osteotomia maxilar pode induzir tração muscular e edema, o que pode levar ao músculo paratubular e à disfunção auditiva. Yaghmaei et al.[22] referem que as disfunções do sistema auditivo que ocorrem durante as osteotomias maxilares ou bimaxilares são, na sua maioria, ligeiras e temporárias, não necessitando de tratamento especial. Bayram et al.[32] também afirmaram que, embora a osteotomia Le Fort I induza alterações na sensibilidade auditiva e na pressão do ouvido médio, essas alterações não são drásticas e não apresentam problemas clínicos.

Otite média:

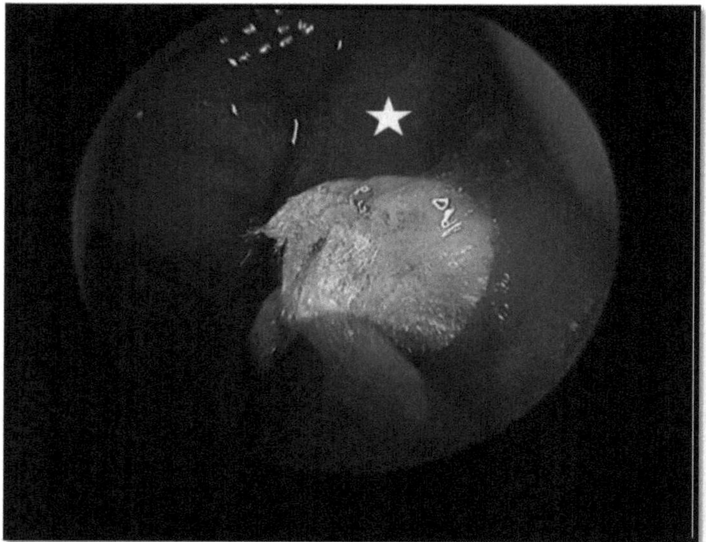

Figura 22 A endoscopia nasofaríngea na apresentação mostrou material semelhante a gaze na nasofaringe que parecia ter origem na trompa de Eustáquio esquerda. *=toro tubário esquerdo

Uma paciente de 20 anos de idade, do sexo feminino, apresentou o sintoma de plenitude unilateral no ouvido esquerdo após ter sido submetida a cirurgia ortognática num departamento de cirurgia plástica há 8 meses. Após um exame médico exaustivo, foi-lhe diagnosticada uma otite média com efusão causada pela presença de um corpo estranho na abertura da trompa de Eustáquio esquerda.[13]

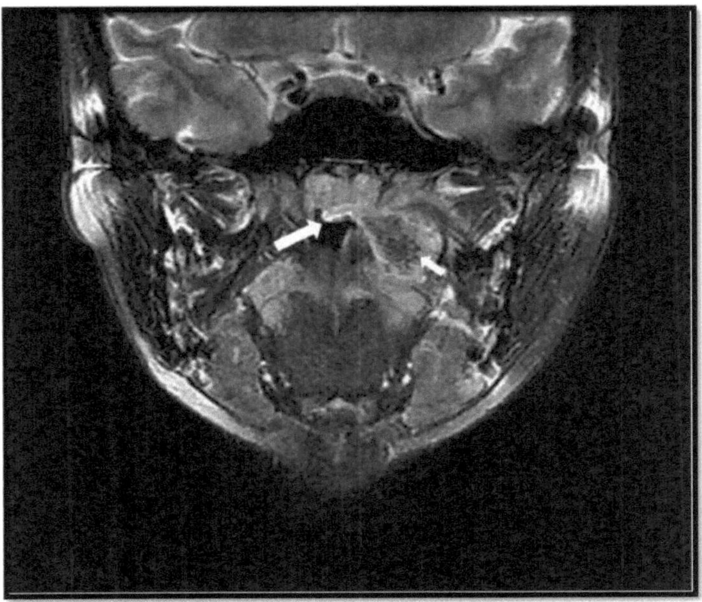

Fig.23 A ressonância magnética (imagem ponderada em T1 com gadolínio) mostra o corpo estranho retido com vários pontos pretos (pequena seta branca) indicando a presença de ar aprisionado

Durante a remoção endoscópica transnasal, confirmou-se que uma parte da gaze cirúrgica utilizada durante a cirurgia se deslocou para a trompa de Eustáquio.[38]

Vertigem posicional paroxística benigna

Trata-se de um dos tipos de vertigem mais frequentemente observados. Provoca tonturas breves que duram menos de um minuto e que se repetem aquando de mudanças de posição. Embora a sua patogénese e os seus mecanismos fisiológicos não tenham sido identificados, é geralmente aceite que a formação de partículas de tecido degenerado no fluido linfático no interior dos canais semicirculares do ouvido interno induz tonturas graves aquando de mudanças de posição. A vertigem posicional paroxística benigna ocorre geralmente como complicação de traumatismo craniano, neurite vestibular, doença de Ménière e cirurgia otorrinolaringológica. Tem sido sugerido que a vertigem posicional paroxística benigna é induzida pela energia vibracional que surge durante a cirurgia dentoalveolar com uma broca rotativa para remoção de dentes impactados e quistos, cirurgia ortognática e elevação do pavimento sinusal com um osteótomo[54,55]

Outras complicações

A morte é reconhecida como uma complicação extremamente rara relacionada com a cirurgia ortognática. De inúmeras séries de casos publicados, apenas 1 morte foi descrita. Van de Perre et al[60] , a partir de uma série de 2.049 pacientes, relataram a morte de um paciente do sexo masculino de 17 anos de idade, descrito como tendo um ligeiro atraso mental. Foi submetido a uma osteotomia bimaxilar faseada para tratar a hiperplasia maxilar vertical e transversal grosseira. O procedimento maxilar foi concluído sem qualquer problema, seguido de BSSO com genioplastia 3 meses mais tarde. Seis horas após a cirurgia, o paciente teve uma paragem cardíaca e as tentativas de reanimação falharam. A causa terá sido uma cardiomiopatia pré-existente. Outra morte foi relatada por Waack[61] como parte de uma série de 63 pacientes consecutivos de Le Fort I. Uma paciente saudável de 15 anos de idade morreu no primeiro dia de pós-operatório de causas desconhecidas, com um exame post-mortem que não identificou a causa da morte. Nagler et al[62] relataram um caso de disfagia prolongada em uma paciente de 29 anos que foi submetida a uma intrusão maxilar Le Fort I e BSSO com avanço e rotação. Após a remoção da sonda nasogástrica

1 semana após a cirurgia, ocorreu disfagia profunda, que persistiu por 7 semanas. A manometria faríngea mostrou espasmo do esfíncter esofágico superior e a fluoroscopia do esófago com bário não mostrou passagem do bolo alimentar para fora da faringe, apesar do peristaltismo esofágico aparentemente normal à endoscopia. Um terapeuta da fala fez um treino da deglutição durante 5 semanas, seguido de uma resolução súbita e retoma da deglutição normal 2 semanas depois. A avaliação psiquiátrica revelou que o doente era regressivo, obsessivo e compulsivo, com um desempenho intelectual limitado. Os autores sugeriram que o mecanismo neste caso foi uma sensação de globus devido à inibição central causada por uma condição psicológica comprometida. Gaukroger[63] relatou disfagia pós-operatória imediata completa em um paciente do sexo masculino, 22 anos, submetido a avanço maxilar Le Fort I e recuo da BSSO com adaptação do FMI. Ele foi incapaz de engolir sua própria saliva por 4 semanas, apesar da liberação periódica do FMI, sendo alimentado por sonda nasogástrica. A esofagoscopia mostrou um esfíncter esofágico superior bem fechado, cuja dilatação com balão só foi bem sucedida durante algumas horas, o que obrigou a uma miotomia do músculo que levou à resolução completa. Uma hipótese para este facto foi uma alteração na anatomia da região hioide, que pode ter levado a uma tensão reduzida na musculatura supra-hioide e, consequentemente, a um efeito dilatador reduzido no esfíncter. A síndrome compartimental espontânea da perna tem sido relatada como uma complicação após a cirurgia ortognática. Strickland e Westrich[63] descreveram 2 casos, 1 com osteotomia mandibular para deformidade e outro com osteotomia Le Fort I, onde a dor na perna indicou o desenvolvimento dessa síndrome no segundo e primeiro dias de pós-operatório, respetivamente. Ambos os pacientes necessitaram de fasciotomia de 4 compartimentos. Beadnell et al[64] também descreveram um caso e listaram como possíveis causas o posicionamento incorreto do paciente ou das cintas de perna e o trauma muscular pós-operatório. Um caso relatado por Teeples et al[66] foi considerado como tendo sido causado por uma interação medicamentosa entre os medicamentos anestésicos ou pós-operatórios, ou pelo efeito de medicamentos antidepressivos sobreposto a uma síndrome compartimental crónica, ligeira e induzida pelo exercício. A perfuração da mucosa nasal lateral por parafusos de fixação foi relatada por Levine e Super[67] no

caso de um paciente que apresentou congestão nasal e dor no pós-operatório após um avanço maxilar Le Fort I com fixação por parafusos de 7 mm. Foi necessária a remoção cirúrgica e substituição por parafusos mais curtos. A perfuração do septo nasal também foi relatada.[68] As fístulas oroantrais e oronasais foram relatadas como complicação por El Deeb et al[12] caso correspondam a pequenas lacerações na mucosa oral e antral ou nasal. Esses autores afirmam que as fístulas oronasais são mais comuns quando os maxilares são segmentados ou expandidos. Laureano Filho et al.[69] relataram a perda de um braquete ortodôntico para a via aérea durante um procedimento ortognático. Grundig et al[70] relataram um caso de disfunção pós-operatória recorrente da tuba auditiva com efusão no ouvido médio em uma paciente de 22 anos de idade, após avanço de Le Fort I, na Alemanha. Este caso não respondeu à inserção de um grommet e as investigações mostraram uma deslocação para a frente do hamulus pterigoide do mesmo lado, bem como danos no músculo tensor veli palatini, supostamente a causa. Klemm et al[59] relataram um caso de zumbido e perda auditiva em uma paciente de 36 anos, submetida à mesma cirurgia, causados por uma fístula arteriovenosa da artéria maxilar esquerda, cuja embolização levou à resolução do problema. Wong et al[77] relataram um caso de fenda palatina em que se verificou a existência de uma trompa de Eustáquio patulosa através de investigações efectuadas em resposta à queixa de autofonia do doente, 3 meses após uma intervenção Le Fort I. Esta patência anormal da trompa foi dita ter sido possivelmente causada pela cirurgia ou por cicatrizes subsequentes, embora não houvesse provas diretas disso e não se pudesse excluir a coincidência. A entidade de um "quisto ciliado cirúrgico" tem sido relatada após cirurgia ortognática electiva.[78] Embora estudos na literatura japonesa tenham relatado uma prevalência de 20%,[76] há muito pouco material publicado na literatura de língua inglesa. 155 descreveram um caso dessa patologia que se apresentava no sulco bucal da maxila 3 anos após uma osteotomia Le Fort I. Como o nome sugere, são tipicamente revestidos por epitélio respiratório e a hipótese da patogênese é de mucosa antral presa na ferida cirúrgica ou fechamento do óstio.[69] Shakib et al[77] relataram um caso invulgar na linha média do palato 7 anos após uma osteotomia Le Fort I. Koutlas et al[59] relataram um caso no ramo mandibular esquerdo diagnosticado 13 anos após procedimentos de osteotomia maxilar e mandibular, que se pensa estar relacionado com epitélio respiratório traumaticamente admitido na área. Dois outros casos mandibulares resultaram da utilização de enxertos de osso nasal e cartilagem na região.[75,76] A má oclusão dentária após cirurgia ortognática pode ser encontrada com relativa frequência devido à recidiva esquelética e/ou dentária. No entanto, é raro que a falha de fixação seja a responsável. Tal evento provavelmente exigirá uma reoperação. Três casos foram relatados por Ellis e Esmail,[63] todos submetidos a BSSO com avanço. Em dois desses pacientes, desenvolveram-se mordidas abertas anteriores, uma das quais foi corrigida ortodonticamente com sucesso após cerca de 5 semanas, e o terceiro caso teve um deslocamento da linha média esquerda de 4 mm. As radiografias mostraram que essas más oclusões resultaram da flexão de uma única miniplaca utilizada para fixar os segmentos osteotomizados, o que se acredita ser parte de um movimento rotacional. Tal evento não foi relatado anteriormente, embora a falha mecânica de miniplacas de osteotomia tenha sido descrita por Fujioka et al.[65] Uma das complicações mais bizarras da literatura é a lesão isquémica de um dedo, causada pela permanência de uma sonda de oximetria de pulso no mesmo local durante um procedimento ortognático em que foi utilizada anestesia hipotensiva.[66] Complicações mais raras, para as quais não se dispõe de mais pormenores, são as seguintes:3 herpes labial, úlcera da córnea, paralisia do nervo laríngeo recorrente e luxação da cartilagem aritenoide

Estratégias de prevenção e gestão

Otimização pré-operatória:

A otimização pré-operatória envolve uma avaliação abrangente do doente, abordando questões de saúde sistémicas, optimizando a higiene oral e aconselhando os doentes relativamente aos riscos e benefícios da cirurgia. Pode ser necessária a colaboração de médicos especialistas para otimizar a aptidão do doente para a cirurgia.

Modificação da técnica cirúrgica:

A modificação da técnica cirúrgica implica um planeamento meticuloso, uma execução precisa das osteotomias, uma hemostase adequada e um manuseamento cuidadoso dos tecidos moles para minimizar o risco de complicações. A experiência do cirurgião, a monitorização intra-operatória e a utilização de técnicas de imagiologia avançadas podem melhorar os resultados cirúrgicos.

Monitorização e cuidados pós-operatórios:

A monitorização e os cuidados pós-operatórios envolvem uma observação atenta dos pacientes após a cirurgia, a deteção precoce de complicações e a intervenção imediata quando necessário. As consultas de acompanhamento regulares, os ajustes ortodônticos e a educação do doente relativamente aos cuidados pós-operatórios são essenciais para otimizar a recuperação e prevenir complicações.

Educação e aconselhamento dos doentes:

A educação e o aconselhamento dos doentes desempenham um papel crucial na gestão das expectativas, na resolução de preocupações e na promoção do cumprimento das instruções pós-operatórias. Os doentes devem ser informados sobre o processo de recuperação previsto, as potenciais complicações e as estratégias de gestão do desconforto para facilitar a tomada de decisões informadas e reduzir a ansiedade.

Abordagem multidisciplinar dos cuidados:

Uma abordagem multidisciplinar dos cuidados que envolva a colaboração entre cirurgiões orais e maxilofaciais, ortodontistas, anestesistas e outros profissionais de saúde é essencial para otimizar os resultados dos doentes e minimizar as complicações. A comunicação regular, a tomada de decisões partilhada e os cuidados pós-operatórios coordenados são componentes essenciais de uma abordagem de tratamento bem sucedida.

Direcções futuras e conclusões

Tecnologias e técnicas emergentes:

Os avanços nas técnicas cirúrgicas, nas modalidades de imagem e nos sistemas de planeamento assistido por computador são promissores para melhorar a precisão e a segurança da cirurgia ortognática. A investigação futura pode explorar a aplicação do planeamento cirúrgico virtual, implantes específicos do doente e abordagens minimamente invasivas para melhorar ainda mais os resultados cirúrgicos e reduzir as complicações.

Prioridades de investigação na prevenção de complicações:

Os futuros esforços de investigação podem centrar-se na identificação de factores de risco para complicações, no desenvolvimento de modelos preditivos e na avaliação de novas intervenções para a prevenção e gestão de complicações. São necessários estudos prospectivos a longo prazo com grandes coortes de doentes para validar as estratégias existentes e identificar áreas de melhoria na prevenção de complicações.

Resumo

Resumo da dissertação: Complicações da cirurgia ortognática

Introdução: A cirurgia ortognática é um procedimento corretivo para pacientes com deformidades dos maxilares que afectam a estética e a função facial, incluindo a mastigação, a fala e a respiração. Embora a cirurgia ofereça benefícios significativos, podem surgir complicações que afectam a recuperação a curto prazo e os resultados a longo prazo. Esta dissertação investiga os tipos de complicações, as suas causas e as estratégias de gestão que podem reduzir a sua ocorrência.

Objectivos da investigação:

- Classificar as complicações comuns na cirurgia ortognática.

- Avaliar os factores de risco associados a estas complicações.

- Explorar as medidas preventivas e as melhores práticas para atenuar os riscos.

- Avaliar os protocolos de gestão pós-operatória para otimizar a recuperação.

Métodos: Foi realizada uma revisão abrangente da literatura, examinando relatos de casos publicados, estudos clínicos e revisões de cirurgias ortognáticas. Os dados foram analisados para identificar a frequência e a natureza das complicações. Factores-chave como as caraterísticas dos pacientes, técnicas cirúrgicas e cuidados pós-cirúrgicos foram avaliados para compreender o seu impacto nas taxas de complicações.

Complicações:

Danos nos nervos:

Uma das complicações mais comuns, particularmente envolvendo o nervo alveolar inferior, que pode levar a uma perda sensorial temporária ou permanente no lábio inferior e no queixo.

O risco de lesão permanente do nervo varia entre 5-10%, dependendo da abordagem cirúrgica e da proximidade do nervo.

Infeção:

As infecções pós-operatórias, que ocorrem em 5-10% dos casos, são normalmente causadas por infiltração bacteriana durante a cirurgia.

Os factores de risco incluem uma higiene oral deficiente, um tempo cirúrgico prolongado e uma cobertura antibiótica inadequada.

Recaída esquelética:

A recidiva ocorre quando a mandíbula volta à sua posição pré-cirúrgica, com taxas que variam entre 10-30%, particularmente em casos que requerem movimentos significativos da mandíbula.

A estabilidade da mandíbula após a cirurgia pode ser influenciada pela tensão dos tecidos moles circundantes e pelas forças musculares, necessitando de uma intervenção ortodôntica eficaz e de dispositivos de retenção.

Perda de sangue e formação de hematoma:

Embora as hemorragias graves sejam pouco frequentes devido às técnicas cirúrgicas modernas, a perda excessiva de sangue durante a cirurgia ou a formação de hematomas pode complicar a recuperação.

Técnicas intra-operatórias adequadas e monitorização pós-operatória ajudam a gerir estes riscos.

Disfunção da articulação temporomandibular (ATM):

Os problemas da ATM podem desenvolver-se ou agravar-se após a cirurgia ortognática, especialmente nos casos em que a oclusão não está corretamente alinhada ou em que a cirurgia coloca uma tensão indevida na articulação.

A gestão da disfunção da ATM requer avaliações pré-cirúrgicas e um alinhamento cuidadoso para garantir a preservação da saúde das articulações.

Má oclusão:

Um reposicionamento inadequado da mandíbula durante a cirurgia ou uma gestão ortodôntica pós-operatória incorrecta podem levar a uma má oclusão, exigindo tratamento corretivo adicional.

Complicações psicológicas e emocionais:

Para além das complicações físicas, os doentes podem sentir angústia emocional ou insatisfação com a sua aparência, mesmo quando a cirurgia é tecnicamente bem sucedida.

O aconselhamento pré-operatório e a definição de expectativas realistas são essenciais para gerir a satisfação dos doentes.

Estratégias de prevenção e gestão:

Planeamento cirúrgico: As técnicas de imagiologia detalhadas, como a modelação 3D e o planeamento cirúrgico virtual, permitem um planeamento preciso, reduzindo o risco de complicações como lesões nervosas e recidivas.

Cuidados pós-operatórios: O controlo eficaz das infecções, a gestão da dor e a monitorização cuidadosa dos processos de cicatrização são cruciais para evitar e tratar as complicações precocemente.

Seleção do doente: Uma avaliação adequada da saúde do doente, incluindo factores como a densidade óssea, a higiene oral e o historial médico geral, pode ajudar a antecipar potenciais riscos e a adaptar as intervenções em conformidade.

Conclusão

Em conclusão, esta dissertação explorou as várias complicações associadas à cirurgia ortognática, desde preocupações pós-operatórias comuns, como infeção, inchaço e danos nos nervos, até riscos mais graves, como recidiva da má oclusão e disfunção da articulação temporomandibular. Os resultados sublinham a importância de uma avaliação pré-cirúrgica abrangente, de um planeamento cirúrgico meticuloso e de cuidados pós-operatórios para minimizar as complicações.

Embora a cirurgia ortognática continue a ser um tratamento altamente eficaz para a correção de deformidades dentofaciais, as potenciais complicações exigem uma abordagem individualizada à gestão do doente, tendo em conta as condições pré-existentes e as considerações anatómicas específicas do doente. Além disso, os avanços nas técnicas cirúrgicas, na tecnologia de imagiologia e na educação dos doentes contribuíram para a redução das taxas de complicações, mas são necessárias mais inovações e aperfeiçoamentos.

A investigação futura deve centrar-se no desenvolvimento de protocolos padronizados para prever, prevenir e gerir complicações, particularmente as relacionadas com resultados a longo prazo, como a recidiva e a deficiência sensorial. A expansão de técnicas minimamente invasivas, bem como a melhoria das estratégias de recuperação pós-operatória, é promissora para aumentar a segurança e a satisfação dos pacientes.

Na prática clínica, é essencial equilibrar os benefícios funcionais e estéticos da cirurgia ortognática com os riscos potenciais, assegurando que os pacientes sejam totalmente informados de todos os resultados possíveis. Através da investigação contínua e da colaboração entre cirurgiões maxilofaciais, ortodontistas e prestadores de cuidados de saúde, a área pode trabalhar no sentido de melhorar tanto a recuperação a curto prazo como as taxas de sucesso a longo prazo da cirurgia ortognática. Ao analisar sistematicamente as complicações intra-operatórias, pós-operatórias imediatas e a longo prazo, esta dissertação tem como objetivo melhorar a compreensão dos clínicos sobre os potenciais riscos e complicações e orientar o desenvolvimento de estratégias de prevenção e gestão baseadas em evidências. Através da colaboração interdisciplinar, da educação dos doentes e de esforços de investigação contínuos, o campo da cirurgia ortognática pode continuar a evoluir, assegurando resultados óptimos e uma melhor qualidade de vida para os doentes submetidos a cirurgia corretiva dos maxilares.

Referências

1. Trimble LD, Tideman H, Stoelinga PJ. Uma modificação da separação da placa pterigoide em osteotomias maxilares de baixo nível. Jornal de Cirurgia Oral e Maxilofacial. 1983 Aug 1;41(8):544-6.

2. Reiner S, Willoughby JH. Paralisia transitória do nervo abducente após uma osteotomia maxilar Le Fort I: relato de um caso. Journal of Oral and Maxillofacial Surgery. 1988 Aug 1;46(8):699-701.

3. Uttley D, Moore A, Archer DJ. Surgical management of midline skull-base tumors: a new approach. Journal of neurosurgery. 1989 Nov 1;71(5):705-10.

4. O'ryan F. Complicações da cirurgia ortognática. Parte II: Cirurgia da maxila e dos dois maxilares. Leituras Selecionadas em Cirurgia Oral Maxilofacial. 1989;1:9.

5. Keller EE, Sather AH. Osteotomia quadrangular Le Fort I: Técnica cirúrgica e revisão de 54 pacientes. Jornal de cirurgia oral e maxilofacial. 1990 Jan 1;48(1):2-11.

6. Lanigan DT, Romanchuk K, Olson CK. Complicações oftalmológicas associadas à cirurgia ortognática. Jornal de cirurgia oral e maxilofacial. 1993 maio 1;51(5):480-94.

7. Shoshani Y, Samet N, Ardekian L, Taicher S. Lesão do ducto nasolacrimal após osteotomia Le Fort I. Journal of oral and maxillofacial surgery: official journal of the American Association of Oral and Maxillofacial Surgeons. 1994 Abr;52(4):406-7.

8. Bendor-Samuel R, Chen YR, Chen PK. Complicações incomuns da osteotomia Le Fort I. Plastic and reconstructive surgery. 1995 Nov 1;96(6):1289-96.

9. Dimitroulis G. Complicações da cirurgia ortognática. Australasian Orthodontic Journal. 1996 Oct 1;14(3):158-61.

10.	LEE KH, LEE SH. UM ESTUDO CLÍNICO DA SATISFAÇÃO E MUDANÇA PSICOLÓGICA DOS PACIENTES DE CIRURGIA ORTOGNÁTICA. Jornal da Associação Coreana de Cirurgiões Orais e Maxilofaciais. 1999:151-64.

11.	Gu G, Gu G, Nagata J, Suto M, Anraku Y, Nakamura K, Kuroe K, Ito G. Posição do hioide, via aérea faríngea e postura da cabeça em relação à recidiva após o recuo mandibular na Classe III esquelética. Ortodontia clínica e pesquisa. 2000 May;3(2):67-77.

12.	Panula K, Finne K, Oikarinen K. Incidência de complicações e problemas relacionados com a cirurgia ortognática: uma revisão de 655 pacientes. Jornal de cirurgia oral e maxilofacial. 2001 Oct 1;59(10):1128-36.

13.	Hwang JM, Min BM, Park SC, Oh SY, Sung NK. A randomized comparison of prism adaptation and augmented surgery in the surgical management of esotropia associated with hypermetropia: one-year surgical outcomes. Journal of American Association for Pediatric Ophthalmology and Strabismus. 2001 Feb 1;5(1):31-4.

14.	Bays RA, Bouloux GF. Complicações da cirurgia ortognática. Clínicas de Cirurgia Oral e Maxilofacial. 2003 May 1;15(2):229-42.

15.	Newlands C, Dixon A, Altman K. Paralisia ocular após osteotomia Le Fort 1: relato de um caso. Jornal internacional de cirurgia oral e maxilofacial. 2004 Jan 1;33(1):101-4.

16.	Morris DE, Lo LJ, Margulis A. Armadilhas na cirurgia ortognática: prevenção e gestão de complicações. Clínicas em Cirurgia Plástica. 2007 Jul 1;34(3):e17-29.

17.	Seol YS, Son WS, Park SB, Kim SS, Kim JR. Mudanças de auto-conceito pela cirurgia ortognática em pacientes com má oclusão esquelética classe III. Maxillofacial Plastic and Reconstructive Surgery. 2008;30(4):370-9.

18.	Degerliyurt K, Ueki K, Hashiba Y, Marukawa K, Nakagawa K, Yamamoto E. Uma avaliação comparativa por TC das alterações das vias respiratórias faríngeas em pacientes de classe III submetidos a cirurgia bimaxilar ou cirurgia de recuo mandibular. Oral Surgery, Oral Medicine, Oral Pathology, Oral Radiology, and Endodontology. 2008 Abr 1;105(4):495-502.

19.	Kitagawara K, Kobayashi T, Goto H, Yokobayashi T, Kitamura N, Saito C. Efeitos da cirurgia de recuo mandibular nas vias aéreas orofaríngeas e na saturação arterial de oxigénio. Revista internacional de cirurgia oral e maxilofacial. 2008 Abr 1;37(4):328-33.

20.	Lee JY, Kim YK, Yun PY. Avaliação da satisfação subjectiva dos pacientes relativamente à cirurgia ortognática. Jornal da Associação Coreana de Cirurgiões Orais e Maxilofaciais. 2009:94-100.

21.	Ishiguro K, Kobayashi T, Kitamura N, Saito C. Relação entre a gravidade dos distúrbios respiratórios do sono e a morfologia craniofacial em pacientes japoneses do sexo masculino. Oral Surgery, Oral Medicine, Oral Pathology, Oral Radiology, and Endodontology. 2009 Mar 1;107(3):343-9.

22.	Yaghmaei M, Ghoujeghi A, Sadeghinejad A, Aberoumand D, Seifi M, Saffarshahroudi A. Alterações auditivas em pacientes submetidos a cirurgia ortognática. Revista internacional de cirurgia oral e maxilofacial. 2009 Nov 1;38(11):1148-53.

23.	Gunaseelan R, Anantanarayanan P, Veerabahu M, Vikraman B, Sripal R. Complicações intra-operatórias e perioperatórias na osteotomia maxilar anterior: uma avaliação retrospetiva de 103 pacientes. Jornal de cirurgia oral e maxilofacial. 2009 Jun 1;67(6):1269-73.

24.	Forouzanfar T, Heymans MW, Van Schuilenburg A, Zweegman S, Schulten EA. Incidência de tromboembolismo venoso em cirurgia oral e maxilofacial: uma análise retrospetiva. Revista internacional de cirurgia oral e maxilofacial. 2010 Mar 1;39(3):256-9.

25. Piñeiro-Aguilar A, Somoza-Martín M, Gandara-Rey JM, García-García A. Perda de sangue em cirurgia ortognática: uma revisão sistemática. Journal of Oral and Maxillofacial Surgery. 2011 Mar 1;69(3):885-92.

26. Hasebe D, Kobayashi T, Hasegawa M, Iwamoto T, Kato K, Izumi N, Takata Y, Saito C. Alterações nas vias aéreas orofaríngeas e na função respiratória durante o sono após cirurgia ortognática em pacientes com prognatismo mandibular. Revista internacional de cirurgia oral e maxilofacial. 2011 Jun 1;40(6):584- 92.

27. Sammartino G, Mariniello M, Scaravilli MS. Vertigem posicional paroxística benigna após procedimento fechado de elevação do assoalho do seio: osteótomos de martelo vs. osteótomos aparafusáveis. Um ensaio clínico aleatório e controlado triplo cego. Investigação clínica sobre implantes orais. 2011 Jun;22(6):669-72.

28. Williams B, Indresano AT, O'Ryan F. Tromboembolismo venoso em cirurgia oral e maxilofacial: Uma revisão da literatura. Journal of oral and maxillofacial surgery. 2011 Mar 1;69(3):840-4.

29. Humber CC, Lanigan DT, Hohn FI. Hemorragia retrógrada (hemolacria) da puncta lacrimal após uma osteotomia Le Fort I: relato de 2 casos e revisão da literatura. Journal of Oral and Maxillofacial Surgery. 2011 Feb 1;69(2):520-7.

30. Sousa CS, Turrini RN. Complicações em cirurgia ortognática: uma revisão abrangente. Journal of Oral and Maxillofacial Surgery, Medicine, and Pathology. 2012 May 1;24(2):67-74.

31. Steel BJ, Cope MR. Complicações incomuns e raras da cirurgia ortognática: uma revisão

da literatura. Journal of oral and maxillofacial surgery. 2012 Jul 1;70(7):1678-91.

32.   Bayram B, Deniz K, Aydin E, Uckan S. A função auditiva é afetada após a osteotomia Le Fort I? Revista internacional de cirurgia oral e maxilofacial. 2012 Jun 1;41(6):709-12.

33.   Beshkar M, Hasheminasab M, Mohammadi F. Benign paroxysmal positional vertigo as a complication of orthognathic surgery. Jornal de Cirurgia Cranio-Maxilo-Facial. 2013 Jan 1;41(1):59-61.

34.   Robl MT, Farrell BB, Tucker MR. Complicações na cirurgia ortognática: um relatório de 1.000 casos. Clínicas de cirurgia oral e maxilofacial da América do Norte. 2014 Sep 11;26(4):599-609.

35.   Ibrahim A, Balakrishnan R, Ebenezer V, Padmanabhan A, Muthlingam V. Combate ao desvio do septo nasal em complicações de cirurgia ortognática le fort 1, com intubação submental. Jornal de Investigação Clínica e de Diagnóstico: JCDR. 2014 Jun;8(6):ZC46.

36.   Phillips C, Brookes CD, Rich J, Arbon J, Turvey TA. Náuseas e vómitos pós-operatórios após cirurgia ortognática. Revista internacional de cirurgia oral e maxilofacial. 2015 Jun 1;44(6):745-51.

37.   Ryan FS, Moles DR, Shute JT, Clarke A, Cunningham SJ. Social anxiety in orthognathic patients (Ansiedade social em pacientes ortognáticos). Jornal Internacional de Cirurgia Oral e Maxilofacial. 2016 Jan 1;45(1):19-25.

38.   Brunault P, Battini J, Potard C, Jonas C, Zagala-Bouquillon B, Chabut A, Mercier JM, Bedhet N, Réveillère C, Goga D, Courtois R. A cirurgia ortognática melhora a qualidade de vida e a depressão, mas não a ansiedade, e os pacientes com pontuações de depressão pré-operatórias mais elevadas melhoram menos. Revista internacional de cirurgia oral e

maxilofacial. 2016 Jan 1;45(1):26-34.

39. Baherimoghaddam T, Tabrizi R, Naseri N, Pouzesh A, Oshagh M, Torkan S. Avaliação das alterações na qualidade de vida de pacientes com deformidades de classe II e III durante e após tratamento ortodôntico-cirúrgico. Revista internacional de cirurgia oral e maxilofacial. 2016 Apr 1;45(4):476-85.

40. Kurabe K, Kojima T, Kato Y, Saito I, Kobayashi T. Impacto da cirurgia ortognática na qualidade de vida relacionada com a saúde oral em pacientes com deformidades maxilares. Revista internacional de cirurgia oral e maxilofacial. 2016 Dec 1;45(12):1513-9.

41. Yen CY, Kuo CL, Liu IH, Su WC, Jiang HR, Huang IG, Liu SY, Lee SY. Fixação de sutura cinch da base alar modificada na borda inferior bilateral do rebordo piriforme após uma osteotomia Le Fort I maxilar. Jornal Internacional de Cirurgia Oral e Maxilofacial. 2016 Nov 1;45(11):1459-63.

42. Friscia M, Sbordone C, Petrocelli M, Vaira LA, Attanasi F, Cassandro FM, Paternoster M, Iaconetta G, Califano L. Complicações após cirurgia ortognática: a nossa experiência em 423 casos. Cirurgia Oral e Maxilofacial. 2017 Jun;21:171-7.

43. Kim YK. Complicações associadas à cirurgia ortognática. Jornal da Associação Coreana de Cirurgiões Orais e Maxilofaciais. 2017 Feb;43(1):3.

44. Hattori Y, Lo LJ. Paralisia facial após cirurgia ortognática: Uma revisão sistemática. Jornal de Cirurgia Cranio-Maxilo-Facial. 2023 Jan 1;51(1):52-9.

45. Olate S, Sigua E, Asprino L, de Moraes M. Complicações em cirurgia ortognática. Jornal de Cirurgia Craniofacial. 2018 Mar 1;29(2):e158-61.

46. Chow LK, Singh B, Chiu WK, Samman N. Prevalência de complicações pós-operatórias

após cirurgia ortognática: uma revisão de 15 anos. Jornal de cirurgia oral e maxilofacial. 2007 May 1;65(5):984-92.

47.   Ferri J, Druelle C, Schlund M, Bricout N, Nicot R. Complicações na cirurgia ortognática: Um estudo retrospetivo de 5025 casos. Ortodontia Internacional. 2019 Dec 1;17(4):789-98.

48.   Jçdrzejewski M, Smektala T, Sporniak-Tutak K, Olszewski R. Complicações pré-operatórias, intra-operatórias e pós-operatórias em cirurgia ortognática: uma revisão sistemática. Clinical oral investigations. 2015 Jun;19:969-77.

49.   Spaey YJ, Bettens RM, Mommaerts MY, Adriaens J, Van Landuyt HW, Abeloos JV, De Clercq CA, Lamoral PR, Neyt LF. Um estudo prospetivo sobre complicações infecciosas em cirurgia ortognática. Jornal de Cirurgia Cranio-Maxilo-Facial. 2005 Feb 1;33(1):24-

50.   Kim SG, Park SS. Incidência de complicações e problemas relacionados com a cirurgia ortognática. Jornal de cirurgia oral e maxilofacial. 2007 Dec 1;65(12):2438-44.

51.   Patel PK, Morris DE, Gassman A. Complicações da cirurgia ortognática. Jornal de Cirurgia Craniofacial. 2007 Jul 1;18(4):975-85.

52.   Tomasetti BJ, Broutsas M, Gormley M, Jarrett W. Ausência de lacrimejamento após osteotomia Le Fort I. Journal of Oral Surgery (Associação Dentária Americana: 1965). 1976 Dec 1;34(12):1095-7.

53.   Sher MR. Um estudo das complicações em procedimentos cirúrgicos ortognáticos segmentares. Cirurgia oral, medicina oral, patologia oral. 1984 Nov 1;58(5):537- 9.

54.   Pereira FL, Yaedú RY, Sant'Ana AP, Sant'Ana E. Necrose asséptica maxilar após osteotomia Le Fort I: relato de caso e revisão da literatura. Journal of Oral and Maxillofacial Surgery. 2010 Jun 1;68(6):1402-7.

55.	Singh J, Doddridge M, Broughton A, Goss A. Reconstrução da necrose asséptica pós-ortognática da maxila. Jornal Britânico de Cirurgia Oral e Maxilofacial. 2008 Jul 1;46(5):408-10.

56.	Parnes EI, Becker ML. Necrose da maxila anterior após osteotomia: Relato de um caso. Cirurgia Oral, Medicina Oral, Patologia Oral. 1972 Mar 1;33(3):326-30.

57.	Weinberg S, Chu A, Taliano A. Deslocação condilar: uma complicação invulgar observada após osteotomia mandibular. Cirurgia oral, medicina oral, patologia oral. 1983 Dec 1;56(6):581-3.

58.	Thastum M, Andersen K, Rude K, Norholt SE, Blomlof J. Factores que influenciam a perda de sangue intra-operatória na cirurgia ortognática. Jornal Internacional de Cirurgia Oral e Maxilofacial. 2016 Sep 1;45(9):1070-3.

59.	Koutlas IG, Gillum RB, Harris MW, Brown BA. Cisto cirúrgico (de implantação) da mandíbula com revestimento epitelial respiratório ciliado: relato de caso. Jornal de cirurgia oral e maxilofacial. 2002 Mar 1;60(3):324-5.

60.	Van de Perre JP, Stoelinga PJ, Blijdorp PA, Brouns JJ, Hoppenreijs TJ. Morbidade perioperatória em cirurgia ortopédica maxilofacial: um estudo retrospetivo. Journal of Cranio-Maxillofacial Surgery. 1996 Oct 1;24(5):263-70.

61.	Marais J, Brookes GB. Rinopatia secretomotora após osteotomia maxilar Le Fort I. Relato de caso. Revista internacional de cirurgia oral e maxilofacial. 1993 Feb 1;22(1):17-9.

62.	Nagler RM, Peled M, Laufer D. Disfagia prolongada após cirurgia ortognática: relato de um caso e revisão da literatura. Jornal de cirurgia oral e maxilofacial. 1996 Abr 1;54(4):523-5.

63. Gaukroger MC. Disfagia após osteotomia bimaxilar. British Journal of Oral and Maxillofacial Surgery. 1993 Jun 1;31(3):189-90.

64. Strickland SM, Westrich GH. Síndrome compartimental espontânea ocorrendo no pós-operatório em 2 pacientes de cirurgia oral. Journal of oral and maxillofacial surgery. 2000 Jul 1;58(7):814-6.

65. Beadnell SW, Saunderson JR, Sorenson DC. Síndrome do compartimento após cirurgia oral e maxilofacial. Journal of oral and maxillofacial surgery. 1988 Mar 1;46(3):232-4.

66. Teeples TJ, Rallis DJ, Rieck KL, Viozzi CF. Síndrome compartimental da extremidade inferior associada à anestesia geral hipotensiva para cirurgia ortognática: relato de caso e revisão da doença. Journal of oral and maxillofacial surgery. 2010 May 1;68(5):1166-70.

67. Levine MH, Super S. Complicação invulgar após osteotomia Le Fort I. Jornal de cirurgia oral e maxilofacial. 2007 Aug 1;65(8):1672-3.

68. Mainous EG, Crowell NT. Perfuração do septo nasal após osteotomia maxilar total: relato de caso. Journal of Oral Surgery. 1973;31(11):869-72.

69. Laureano Filho JR, Godoy F, O'Ryan F. Braquete ortodôntico perdido na via aérea durante cirurgia ortognática. American journal of orthodontics and dentofacial orthopedics. 2008 Aug 1;134(2):288-90.

70. Grundig H, Buitrago-Tellez C, Zeilhofer HF, Podvinec M. Complicação rara após osteotomia Le Fort I. HNO. 2009 Sep;57:949-52.

71. Wong LL, Samman N, Ng IH, Hui Y. Trompa de Eustáquio patulosa após osteotomia Le Fort I num paciente com fenda palatina. Jornal de cirurgia oral e maxilofacial. 2005.

72. Hayhurst DL, Moenning JE, Summerlin DJ, Bussard DA. Cisto ciliado cirúrgico: uma complicação tardia num caso de cirurgia ortognática maxilar. Journal of oral and maxillofacial surgery. 1993 Jun 1;51(6):705-8.

73. Sugar AW, Walker DM, Bounds GA. Cistos ciliados cirúrgicos (pós-operatórios da maxila) após osteotomias da face média. British Journal of Oral and Maxillofacial Surgery. 1990 Aug 1;28(4):264-7.

74. Shakib K, McCarthy E, Walker DM, Newman L. Quisto maxilar pós-operatório: relato de uma apresentação invulgar. Jornal Britânico de Cirurgia Oral e Maxilofacial. 2009 Jul 1;47(5):419-21.

75. Amin M, Witherow H, Lee R, Blenkinsopp P. Cisto ciliado cirúrgico após cirurgia ortognática maxilar: relato de um caso. Jornal de cirurgia oral e maxilofacial. 2003 Jan 1;61(1):138-41.

76. Nastri AL, Hookey SR. Epitélio respiratório num quisto mandibular após enxerto de osso autógeno. Revista internacional de cirurgia oral e maxilofacial. 1994 Dec 1;23(6):372-3.

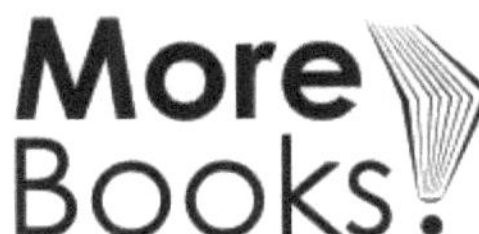

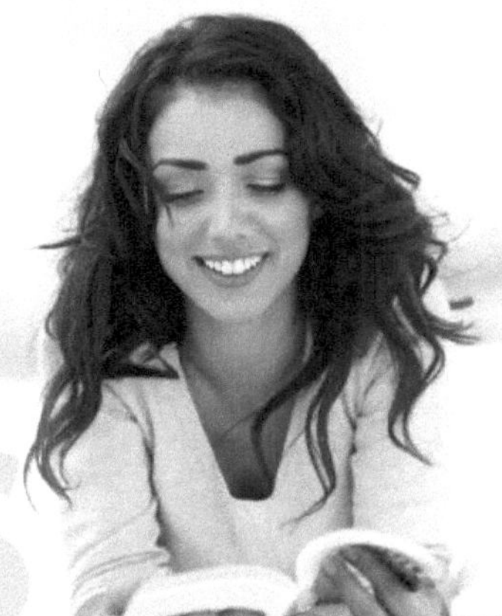

I want morebooks!

Buy your books fast and straightforward online - at one of world's fastest growing online book stores! Environmentally sound due to Print-on-Demand technologies.

Buy your books online at
www.morebooks.shop

Compre os seus livros mais rápido e diretamente na internet, em uma das livrarias on-line com o maior crescimento no mundo! Produção que protege o meio ambiente através das tecnologias de impressão sob demanda.

Compre os seus livros on-line em
www.morebooks.shop

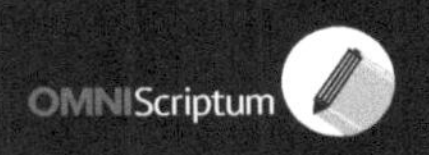

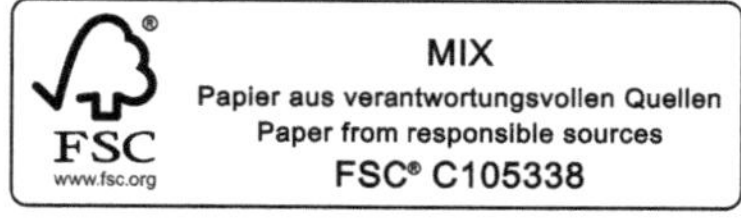

Printed by Books on Demand GmbH, Norderstedt / Germany